PHIMOSE RATGEBER

Rat und Hilfe bei Vorhautverengung

Inhalt

Was ist Phimose

Phimose – das klingt für viele zunächst fremd oder medizinisch trocken.
Doch hinter diesem Begriff steckt etwas sehr Reales: die Erfahrung, dass sich
die Vorhaut nicht oder nur schwer zurückziehen lässt. Für manche ist das
bloß ein kurzer Abschnitt im Leben, für andere eine jahrelange Begleiterin –
mal spürbar, mal im Hintergrund, aber immer irgendwie da.

Phimose bedeutet im Kern, dass die Öffnung der Vorhaut zu eng ist, um sie
vollständig über die Eichel zu schieben. Das kann harmlos sein, muss es aber
nicht. Entscheidend ist, ob Beschwerden auftreten – etwa Schmerzen,
Entzündungen oder Probleme beim Wasserlassen. Dann wird aus einem
Zustand ein Thema. Und genau darum geht es in diesem Ratgeber.

Was viele nicht wissen: Nicht jede Enge ist gleich eine Krankheit. Gerade bei
Jungen im Wachstum kann es ganz normal sein, dass sich die Vorhaut noch
nicht zurückziehen lässt. Diese Entwicklung folgt keinem festen Zeitplan.
Vieles löst sich im Laufe der Jahre von allein – ohne Eingriffe, ohne Salben,
ohne Sorgen. Wer genaueres dazu wissen möchte, findet im Kapitel zur
kindlichen Phimose alle wichtigen Informationen.

Phimose kann in jedem Alter auftreten. Manche entdecken sie als
Jugendliche, andere erst im Erwachsenenleben. Manchmal ist sie angeboren,
manchmal entsteht sie durch Narben, Entzündungen oder falsche Pflege.
Auch bestimmte Hautkrankheiten können eine Rolle spielen. Was zählt, ist
nicht der Auslöser, sondern der Umgang damit – individuell, informiert und
mit dem eigenen Tempo.

Dieser Ratgeber will dabei helfen. Nicht mit schnellen Lösungen, sondern
mit ehrlichem Wissen. Mit dem, was dir niemand sagt, wenn du dich zum
ersten Mal mit dem Thema beschäftigst. Mit echten Erfahrungen,
verständlichen Erklärungen und der Ermutigung, für dich den richtigen Weg
zu finden – ob du selbst betroffen bist oder jemanden begleitest.

Phimose ist kein persönliches Versagen. Kein Tabuthema. Und schon gar
kein Grund, sich zurückzuziehen. Wer versteht, was da im eigenen Körper
passiert, bekommt nicht nur Klarheit – sondern auch Handlungsspielraum.
Und genau den wollen wir dir geben.

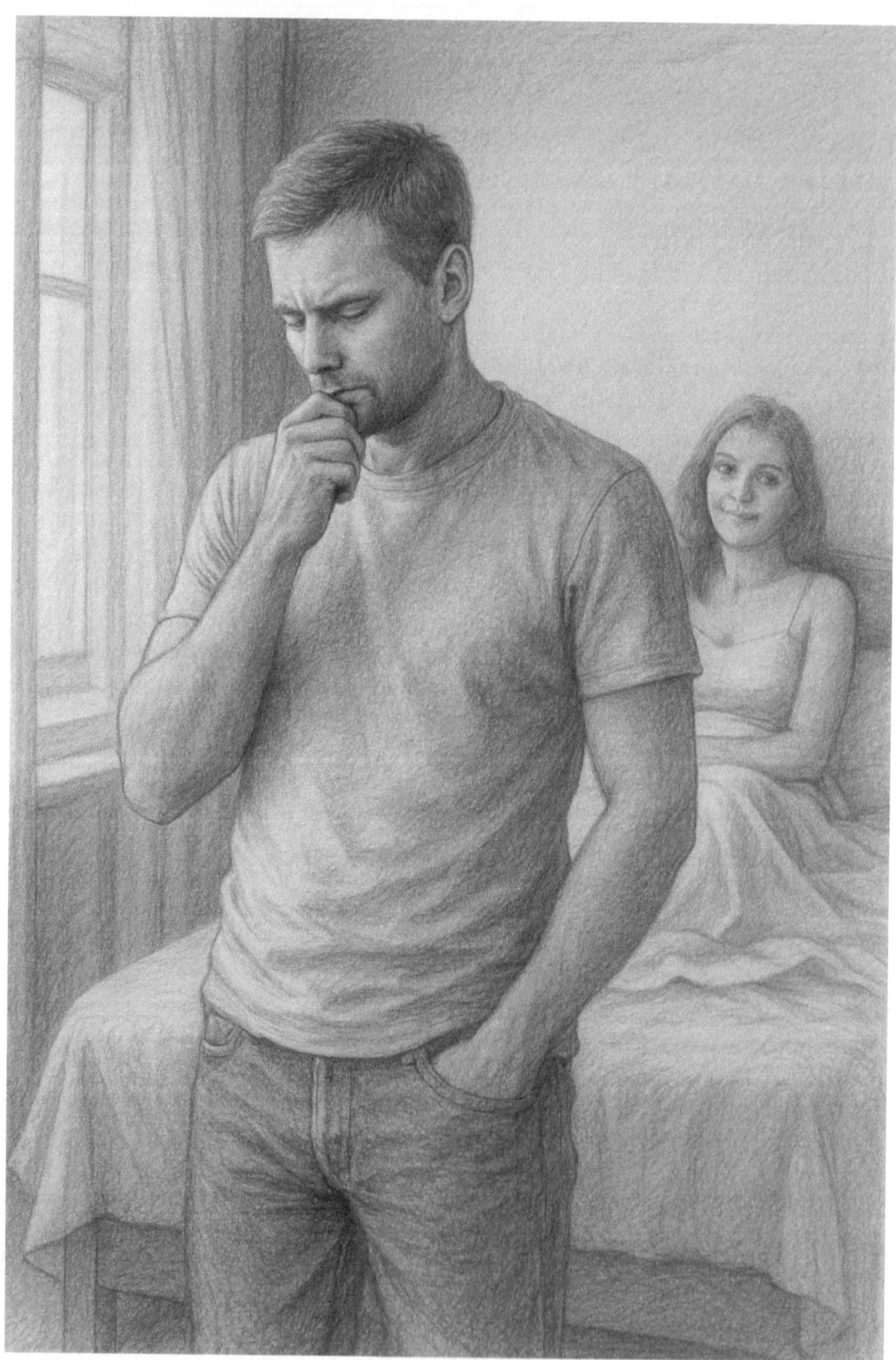

Schweregrade der Phimose

Nicht jede Phimose ist gleich. Wie stark die Vorhautverengung ausgeprägt ist, kann sehr unterschiedlich sein. Für eine gezielte Behandlung ist es deshalb wichtig zu verstehen, wie Ärzte die verschiedenen Schweregrade einteilen und was sie jeweils bedeuten. Die Skala reicht im Allgemeinen von Grad 0 (keine Einschränkung) bis Grad 5 (starke Verengung mit vollständiger Unmöglichkeit, die Vorhaut zurückzuziehen). Diese Einteilung hilft sowohl dem behandelnden Arzt als auch dem Betroffenen selbst, die Situation besser einzuschätzen und die passende Therapie zu wählen.

Die folgende Übersicht zeigt, wie die einzelnen Grade aussehen und worauf man achten sollte.

Grad 0 – alles in Ordnung

Bei Grad 0 liegt eigentlich keine Phimose im medizinischen Sinne vor. Die Vorhaut lässt sich problemlos über die Eichel zurückziehen, sowohl im schlaffen als auch im erigierten Zustand. Es treten keine Schmerzen auf, die Haut ist elastisch, das Gewebe gesund. Bei jüngeren Kindern kann es trotzdem noch Verklebungen geben, die sich aber altersgemäß zurückbilden. Diese sind normal und kein Grund zur Sorge. Eine Behandlung ist bei Grad 0 nicht notwendig.

Grad 1 – leichte Enge ohne Schmerzen

Die Vorhaut lässt sich zwar zurückziehen, aber es zeigt sich ein leichtes Engegefühl, besonders hinter der Eichel. Manche Männer spüren eine leichte Spannung, die aber noch nicht schmerzhaft ist. Die Eichel kann freigelegt werden, eventuell ist die Haut dabei sichtbar gespannt oder leicht gerötet. In vielen Fällen fällt dieser Grad nur beim genauen Hinsehen oder bei einer Erektion auf. Ein medizinischer Handlungsbedarf besteht meist nicht, aber es kann sinnvoll sein, die Situation weiter zu beobachten, vor allem, wenn beim Sex oder bei der Intimhygiene erste Einschränkungen spürbar sind.

Grad 2 – mäßige Verengung, Beginn der Beschwerden

Bei Grad 2 wird es schon schwieriger. Die Vorhaut lässt sich nur teilweise zurückziehen, die Eichel ist nur zur Hälfte sichtbar. Schmerzen können auftreten, insbesondere beim Zurückziehen der Vorhaut im erigierten Zustand. Die Spannung hinter der Eichel ist deutlich spürbar, und es besteht das Risiko, dass sich die Vorhaut hinter der Eichel staut, was unter Umständen zu einer sogenannten Paraphimose führen kann. Diese Form sollte ärztlich beurteilt werden. Oft helfen konservative Maßnahmen wie eine Salbenbehandlung oder eine kontrollierte Dehntherapie.

Grad 3 – deutliche Einschränkung, Schmerzen möglich

Die Vorhaut kann nur noch ein kleines Stück zurückgezogen werden, gerade so weit, dass der Harnröhrenausgang sichtbar wird. Die Eichel selbst bleibt jedoch größtenteils bedeckt. Bereits beim Versuch, die Vorhaut weiter zurückzuziehen, treten Schmerzen auf. Häufig kommt es in diesem Stadium auch zu Problemen bei der Intimhygiene oder beim Geschlechtsverkehr. Eine Behandlung ist hier dringend angeraten, denn eine unbehandelte Grad-3-Phimose kann in eine noch schwerere Form übergehen.

Grad 4 – starke Verengung, kein Sichtkontakt zur Eichel

Bei Grad 4 ist ein vollständiges Zurückziehen der Vorhaut nicht mehr möglich. Die Öffnung ist so eng, dass weder die Eichel noch die Harnröhre sichtbar werden. Das Wasserlassen kann erschwert sein, oft kommt es zu einem Aufblähen der Vorhaut beim Urinieren. Das ist ein deutlicher Hinweis darauf, dass der Harnstrahl behindert wird. Die Vorhaut ist oft gereizt, schmerzhaft und anfällig für Entzündungen. In diesem Fall ist eine ärztliche Abklärung zwingend notwendig. Konservative Methoden sind noch möglich, aber oft schon grenzwertig.

Grad 5 – vollständige Phimose

Bei einer Phimose vom Grad 5 ist die Öffnung der Vorhaut so eng, dass kein Zurückziehen mehr möglich ist – auch nicht im Ansatz. Weder Eichel noch Harnröhre sind sichtbar. Der Urin muss sich seinen Weg durch die sehr enge Öffnung bahnen, was häufig zu einem sogenannten Ballonieren führt: Die Vorhaut bläht sich beim Wasserlassen auf. Hier besteht ein hohes Risiko für Harnwegsinfekte, Entzündungen und langfristige Schäden. Spätestens jetzt muss behandelt werden, meistens operativ. In manchen Fällen liegt zusätzlich ein sogenannter Lichen sclerosus vor – eine chronische Hauterkrankung, die das Gewebe verhärtet. Diese kann nur durch ärztliche Diagnose erkannt und entsprechend behandelt werden.

Die Einteilung in Schweregrade ist nicht nur für Ärzte ein wichtiges Hilfsmittel. Auch Betroffene können sich dadurch besser orientieren und für sich einschätzen, wie ernst die Lage ist. Gerade in den frühen Stadien kann das Wissen über den eigenen Schweregrad dabei helfen, ruhig zu bleiben, sich über Möglichkeiten zu informieren und unnötige Ängste abzubauen. Natürlich ersetzt diese Einteilung nicht die ärztliche Diagnose. Aber sie hilft dabei, sich selbst ernst zu nehmen – und aktiv zu werden, wenn es notwendig ist.

Vorsicht bei Selbstdiagnosen

So verständlich der Wunsch ist, selbst herausfinden zu wollen, was genau los ist – bei einer Phimose sollte die Einschätzung durch einen Facharzt erfolgen. Denn nicht jeder vermeintliche Schweregrad ist so eindeutig, wie er auf den ersten Blick erscheint. Manche Grad-2-Phimose kann sich durch konsequente Dehntherapie in eine völlig normale Situation zurückentwickeln. Andere wiederum entpuppen sich als Ausdruck einer chronischen Entzündung, die weiter abgeklärt werden muss.

Je früher man eine Vorhautverengung erkennt und behandelt, desto höher sind die Chancen auf eine vollständige und möglichst schonende Heilung, ohne Operation. Und auch, wenn der Gedanke an eine OP erst einmal unangenehm ist: In schweren Fällen ist sie oft der sicherste Weg zu mehr Lebensqualität. Denn letztlich geht es nicht nur um Haut, sondern auch um Freiheit, Vertrauen in den eigenen Körper, und darum, sich wieder wohlzufühlen in der eigenen Haut.

Phimose im Alter

Viele verbinden das Thema Phimose mit Kindern und Jugendlichen. Das ist nachvollziehbar, schließlich betrifft die angeborene Form der Vorhautverengung fast jedes männliche Baby. Doch was viele nicht wissen: Auch im späteren Leben kann sich eine Phimose entwickeln – selbst dann, wenn zuvor nie Probleme mit der Vorhaut bestanden. Und genau das macht die sogenannte erworbene Phimose im Erwachsenen- oder Seniorenalter zu einem besonderen Thema.

Dabei ist die Ursache meist nicht auf den ersten Blick erkennbar. Es gibt keine klare „Grenze", ab der sich die Haut plötzlich verengt, vielmehr ist es oft ein schleichender Prozess, der mit zunehmendem Alter spürbar wird.

Mit den Jahren verändert sich unser Körper. Die Haut verliert an Spannkraft, wird trockener und empfindlicher. Das betrifft nicht nur Gesicht oder Hände, sondern auch den Intimbereich. Die Vorhaut, die in jüngeren Jahren problemlos beweglich war, kann an Elastizität verlieren – manchmal so weit, dass sie sich kaum noch oder gar nicht mehr über die Eichel zurückziehen lässt.

Manche Männer bemerken die Veränderung zuerst beim Wasserlassen. Andere spüren ein Ziehen oder leichtes Brennen beim Zurückziehen der Vorhaut. Oft werden diese Symptome lange ignoriert oder als normale Alterserscheinung abgetan. Doch dahinter kann eine beginnende Phimose stecken, die ohne Behandlung zu echten Problemen führen kann, etwa zu Entzündungen, Schmerzen beim Geschlechtsverkehr oder Infektionen der Harnwege.

Verletzungen, die man kaum bemerkt

Im Alter steigt auch die Wahrscheinlichkeit für sogenannte Mikroverletzungen – kleine Einrisse, die beim Zurückziehen der Vorhaut entstehen können, etwa beim Waschen, beim Geschlechtsverkehr oder durch Reibung in der Kleidung. Viele dieser Verletzungen bleiben unbemerkt, weil sie zunächst kaum wehtun. Doch sie hinterlassen Spuren: Narben, die das Gewebe unelastisch machen und die Öffnung der Vorhaut verengen können.

Auch unbeabsichtigte „Unfälle" kommen vor: die Vorhaut verklemmt sich im Reißverschluss, wird beim Anlegen eines Kondoms zu stark gedehnt oder beim Waschen unabsichtlich verletzt. Solche Vorfälle führen nicht immer sofort zu sichtbaren Folgen, aber sie setzen häufig die erste Kette von Veränderungen in Gang.

Einfluss von Vorerkrankungen – zum Beispiel Diabetes

Ein besonders häufiger Risikofaktor im höheren Alter ist Diabetes mellitus Typ 2. Diese Stoffwechselerkrankung beeinträchtigt die Durchblutung und kann die Haut generell anfälliger für Entzündungen machen. Gerade im Intimbereich kann das zu wiederkehrenden Entzündungen führen, etwa an der Eichel (Balanitis) oder der Vorhaut. Diese wiederum begünstigen Vernarbungen, und daraus kann eine sekundäre Phimose entstehen, auch wenn die Vorhaut zuvor völlig unauffällig war.

Viele Diabetiker berichten, dass sie erst durch wiederkehrende Entzündungen auf die beginnende Phimose aufmerksam wurden. In diesen Fällen ist es besonders wichtig, frühzeitig zu handeln, um Komplikationen zu vermeiden. Wer im Alter eine Veränderung an seiner Vorhaut bemerkt, sollte nicht zögern, sie medizinisch abklären zu lassen. Es geht nicht darum, einen Notfall heraufzubeschwören, sondern um eine vorsorgliche und klare Einschätzung. Denn je früher eine beginnende Phimose erkannt wird, desto besser lässt sie sich behandeln, oft auch ohne Operation.

Salbenbehandlungen, kombiniert mit vorsichtiger Dehntherapie, zeigen auch im Erwachsenenalter gute Erfolge, vor allem dann, wenn die Vorhaut noch nicht vollständig verengt ist. In schwereren Fällen oder wenn bereits Schmerzen oder Entzündungen auftreten, kann auch eine Teil- oder Vollbeschneidung in Betracht gezogen werden.

Ein Thema, das oft verschwiegen wird.
Viele ältere Männer sprechen nicht gern über Probleme im Intimbereich. Aus Scham, Unsicherheit oder schlicht aus dem Gefühl, „dass man da eben nichts mehr machen kann". Doch gerade im höheren Lebensalter sollte das eigene Wohlbefinden nicht von Tabus abhängig gemacht werden.

Phimose im Alter ist nichts, wofür man sich schämen müsste. Sie ist auch kein Zeichen von mangelnder Hygiene oder schlechter Pflege. Sie ist eine körperliche Veränderung, die viele Männer betrifft – aber bei den wenigsten offen thematisiert wird.

Mehr Lebensqualität durch Klarheit
Eine behandlungsbedürftige Phimose sollte nicht ignoriert werden. Nicht, weil sie zwangsläufig gefährlich ist – sondern weil sie die Lebensqualität spürbar beeinträchtigen kann. Wer unter Schmerzen beim Wasserlassen, Juckreiz oder wiederholten Entzündungen leidet, erlebt häufig auch eine psychische Belastung. Intimität wird vermieden, Körperkontakt wird unangenehm, Schamgefühl steigt.

Dabei kann der Weg zur Besserung manchmal einfacher sein als gedacht. Ein kurzes Gespräch mit dem Urologen genügt oft, um herauszufinden, was möglich ist, und was nicht notwendig ist. Denn gerade im Alter ist eines besonders wichtig: sich wohlfühlen im eigenen Körper, mit allem, was dazugehört.

Phimose in der Pubertät

Die Pubertät ist eine Zeit voller Umbrüche. Der Körper wächst, die Hormone tanzen, und plötzlich steht man nicht mehr nur im Spiegel, sondern irgendwie mitten im eigenen Leben. Zwischen all den sichtbaren Veränderungen gibt es auch Entwicklungen, die eher leise und im Verborgenen ablaufen – wie die der Vorhaut. Genau hier wird das Thema Phimose für viele Jugendliche zum ersten Mal richtig relevant. Denn was als „normal" in der Kindheit durchgeht, wird in der Pubertät manchmal zum Stolperstein.

In diesem Kapitel geht es nicht nur um Zahlen, Gewebe und Behandlungsmöglichkeiten. Es geht auch um Unsicherheiten, Fragen, die man sich vielleicht nicht traut zu stellen, und das Gefühl, dass etwas nicht stimmt – obwohl sich noch niemand wirklich erklärt hat, was eigentlich „normal" ist.

Warum sich die Vorhaut nicht immer rechtzeitig meldet
Eine Phimose wird in der Kindheit oft übersehen – oder bewusst ignoriert. Solange beim Wasserlassen keine Beschwerden auftreten und keine Schmerzen zu spüren sind, nehmen weder Kinder noch Eltern sie als Problem wahr. Das ändert sich häufig mit dem Beginn der Pubertät.

Mit der sexuellen Reifung kommt es nicht nur zu ersten Erektionen, sondern auch zu einem verstärkten Interesse am eigenen Körper. Jungen entdecken sich selbst – und stoßen dabei manchmal auf eine Grenze, die sie weder erwartet noch verstanden haben: die Vorhaut lässt sich nicht oder nur unter Schmerzen zurückziehen. In einem Alter, in dem das Körpergefühl sowieso auf wackeligen Beinen steht, kann das schnell zu Unsicherheit führen.

Ist das normal? Bin ich krank? Geht das wieder weg?
Diese Fragen stellen sich viele Jugendliche. Und leider bleibt die Antwort oft aus. Denn Phimose ist kein Gesprächsthema, das in Schulbüchern groß erklärt wird. Im Sexualkundeunterricht wird sie meist höchstens am Rand erwähnt. Und Zuhause? Da schweigen viele lieber, als das Wort „Vorhaut" überhaupt in den Mund zu nehmen.

Dabei wäre gerade jetzt ein offener, ruhiger Umgang so wichtig. Denn eine Phimose in der Pubertät ist nichts Ungewöhnliches – und vor allem: sie ist behandelbar. Die große Mehrheit der Jungen, deren Vorhaut sich mit 13 oder 14 Jahren noch nicht vollständig zurückziehen lässt, hat keine bleibende Einschränkung. In vielen Fällen hilft ein gezieltes, medizinisch begleitetes Vorgehen, um die Haut sanft und nachhaltig zu dehnen. Je früher das geschieht, desto besser.

Körperliche Auswirkungen – von Reibung bis Rückzug
Die Pubertät bringt neue körperliche Erfahrungen mit sich – Erektionen, Selbstbefriedigung, erste sexuelle Fantasien. Eine Phimose kann diese Erlebnisse stören oder sogar schmerzhaft machen. Die Eichel bleibt verdeckt, was bei sexueller Erregung zu Spannungen führt. Der Versuch, die Vorhaut gewaltsam zurückzuziehen, endet nicht selten in kleinen Verletzungen, die sich später vernarben – und das Problem noch verschlimmern.

Manche Jungen entwickeln aus Angst vor Schmerzen ein Vermeidungsverhalten. Sie waschen sich nur oberflächlich, vermeiden gezielten Hautkontakt oder haben bei Erektionen ein dauerhaft unangenehmes Gefühl. Daraus kann sich eine regelrechte Scham gegenüber dem eigenen Körper entwickeln, und das in einer Lebensphase, in der Akzeptanz so essenziell ist.

Ein weiteres Thema, das in der Pubertät eine wichtige Rolle spielt: Körperpflege. Viele Jungen in dieser Phase beginnen, sich intensiver mit Hygiene zu beschäftigen – sei es aus eigenem Antrieb oder auf gut gemeinten elterlichen Hinweis. Bei einer Phimose ist die tägliche Intimpflege jedoch erschwert, da sich Smegma (ein weißlicher Talg) unter der Vorhaut ansammeln kann, ohne entfernt zu werden. Wird diese Ablagerung nicht regelmäßig entfernt, kann es zu Reizungen, Infektionen und unangenehmem Geruch kommen.

All das erhöht den inneren Druck: Man möchte sauber sein, normal sein, nichts falsch machen – und genau das klappt nicht so einfach wie bei anderen. Viele Jugendliche ziehen sich innerlich zurück, fühlen sich unwohl im Sportunterricht oder vermeiden es, sich anderen nackt zu zeigen. Das kann langfristig am Selbstwertgefühl nagen. Egal, ob man selbst betroffen ist oder als Elternteil, Erzieher oder Arzt mit einem Jugendlichen spricht: Die wichtigste Grundlage ist Vertrauen. Kein Druck, kein Drama – stattdessen Zuhören, Fragen zulassen, Normalität vermitteln.

Hilfreich kann es sein, wenn medizinisches Fachpersonal oder aufklärende
Bücher das Thema behutsam und offen ansprechen. So wird klar: Eine
Phimose ist keine Krankheit im klassischen Sinne, sondern eine körperliche
Besonderheit, die medizinisch eingeordnet und, wenn nötig, behandelt
werden kann. Ohne Schuld, ohne Peinlichkeit, ohne Zeitdruck.

Die gute Nachricht: In der Pubertät sprechen viele Phimosen noch sehr gut
auf konservative Therapien an. Dazu gehören Salben mit Kortison, die die
Haut weicher und dehnbarer machen, kombiniert mit einem vorsichtigen
Zurückziehen der Vorhaut – immer unter ärztlicher Anleitung und ohne
Gewalt.

Auch spezielle Dehnhilfen und medizinische Aufklärungsbroschüren werden
inzwischen eingesetzt, um Jugendlichen mehr Eigenverantwortung und ein
gutes Körpergefühl zu vermitteln. Nur in seltenen Fällen, wenn sich trotz
mehrmonatiger Behandlung keine Besserung zeigt oder wiederkehrende
Entzündungen auftreten, wird über eine Operation nachgedacht, meist in
Form einer Teil- oder Vollbeschneidung.

Viele Jungen haben Angst vor dem Wort „Beschneidung". Kein Wunder –
wer möchte sich schon vorstellen, dass ein Teil seines Körpers entfernt wird?
Doch in vielen Fällen ist diese Vorstellung schlimmer als der Eingriff selbst.
Moderne Operationsmethoden sind schonend, heilen schnell und können das
Problem dauerhaft lösen. Und anders als oft befürchtet, berichten viele
Männer später von einem unveränderten oder sogar verbesserten
Körpergefühl.

Ob ein Eingriff nötig ist oder nicht, sollte niemals unter Druck entschieden
werden. Weder durch die Eltern, noch durch gesellschaftliche Normen oder
ärztliche Schnellschüsse. In der Pubertät geht es auch darum,
Entscheidungen für den eigenen Körper zu lernen – und genau das sollte
auch hier gelten. Denn am Ende ist die wichtigste Botschaft: Du bist nicht
allein. Du bist nicht falsch. Und dein Körper ist kein Problem – sondern eine
Einladung, ihn kennenzulernen, zu verstehen und gut für ihn zu sorgen.

Phimose bei Kindern

Wenn es um den Intimbereich ihres Kindes geht, sind viele Eltern besonders wachsam. Das ist verständlich. Gleichzeitig führt gerade das Thema Vorhaut bei Jungen oft zu Unsicherheit, und nicht selten auch zu gut gemeinten, aber übereilten Maßnahmen. Denn was wie eine Verengung aussieht, ist in vielen Fällen schlicht ein ganz normaler Entwicklungsschritt.

Die kindliche Vorhaut ist bei den meisten Jungen in den ersten Lebensjahren nicht vollständig zurückziehbar. Das ist kein Grund zur Sorge, sondern ein Zeichen dafür, dass der Körper noch im Aufbau ist. Verklebungen zwischen Eichel und Vorhaut lösen sich oft erst über Jahre hinweg, bei manchen Kindern sogar erst in der späten Grundschulzeit. Wer das weiß, kann gelassener hinschauen.

Wichtig ist, zu unterscheiden: Eine sogenannte physiologische Phimose – also eine altersgerechte Enge – ist nichts, was behandelt werden muss. Sie schützt sogar vor Keimen und Reizungen, weil sie die empfindliche Eichel bedeckt. Erst wenn Schmerzen auftreten, die Vorhaut beim Wasserlassen ballonartig anschwillt oder immer wieder Entzündungen auftreten, wird aus dem natürlichen Zustand ein medizinisches Thema.

Viele Probleme entstehen nicht durch die Phimose selbst, sondern durch falschen Umgang damit. Wenn Eltern oder Erziehende versuchen, die Vorhaut mit Druck zurückzuschieben – manchmal aus Angst, manchmal aus Unwissen –, kann das zu kleinen Einrissen führen. Diese heilen oft schlecht, vernarben und führen dann tatsächlich zu einer pathologischen Verengung. Was gut gemeint war, richtet im schlimmsten Fall dauerhaften Schaden an.

Deshalb gilt: Die Vorhaut eines Kindes ist kein Reißverschluss. Was sich nicht von allein bewegt, muss auch nicht bewegt werden. Die Hygiene ist trotzdem möglich – sanftes Spülen von außen reicht aus. Seife ist in diesem Bereich oft mehr Problem als Lösung, weil sie die Haut austrocknet und reizen kann.

Wenn Eltern sich unsicher sind, ob mit der Entwicklung alles in Ordnung ist, kann ein Kinderarzt weiterhelfen. Wichtig ist hier ein ruhiges Gespräch – ohne Drängen, ohne Angst. Viele Ärzte raten heute zu Geduld und beobachten lieber erst einmal. Wenn ein Eingreifen notwendig wird, dann behutsam und schrittweise, mit Salbe, mit Aufklärung, manchmal mit einer kleinen Dehnhilfe. Aber immer auf Grundlage von echten Beschwerden, nicht bloß wegen eines „Soll-Zustands".

Auch im Gespräch mit dem Kind ist Fingerspitzengefühl gefragt. Ein Junge, der merkt, dass sein Körper beobachtet oder gar als „falsch" empfunden wird, entwickelt schnell Schamgefühle. Besser ist es, mit ruhigen Worten zu erklären, dass sich der Körper von selbst entwickelt. Dass Fragen gestellt werden dürfen. Und dass nichts passiert, ohne dass man es gemeinsam bespricht.

Ein Kind muss nicht verstehen, was eine Phimose ist. Aber es darf wissen, dass der eigene Körper richtig ist – auch dann, wenn etwas noch nicht „fertig" ist. Eltern können viel bewirken, wenn sie sich nicht von Angst treiben lassen. Wenn sie ihrem Kind signalisieren: Du bist okay. Wir schauen gemeinsam, wenn sich etwas verändert. Und wir holen uns Rat, wenn wir unsicher sind.

Manchmal stellt sich erst mit der Zeit heraus, dass es doch ein Problem gibt. Wiederkehrende Rötungen, Jucken oder Schmerzen beim Wasserlassen können Anzeichen dafür sein, dass die Vorhaut nicht mehr gut funktioniert. In solchen Fällen ist es richtig, einen Schritt weiterzugehen, gemeinsam mit einem erfahrenen Arzt. Aber auch dann gilt: Nicht alles muss operiert werden. Gerade im Kindesalter wirken sanfte Behandlungswege oft sehr gut.

Dieser Abschnitt im Leben eines Kindes ist ein Übergang. Kein Notfall, kein Drama, kein Defekt. Mit Wissen, Geduld und einem wachen Blick lässt sich gut unterscheiden, wann es Zeit ist zu handeln – und wann es einfach reicht, zu vertrauen.

Phimose und Psyche

Manchmal merkt man es lange nicht. Vielleicht, weil es schon immer so war. Vielleicht, weil man nie darüber gesprochen hat. Oder weil der eigene Blick sich daran gewöhnt hat – an das, was anders ist, was schwieriger ist, was man lieber für sich behält. Und doch gibt es diesen Moment, in dem spürbar wird, dass das Thema Phimose nicht nur etwas Körperliches ist. Sondern etwas, das sich auch innen festsetzt.

Nicht jeder, der eine Phimose hat, leidet darunter. Doch wer leidet, trägt oft mehr mit sich herum, als man von außen sieht. Es beginnt leise. Mit Gedanken, die nicht ausgesprochen werden. Mit Vergleichen, mit Scham, mit dem Gefühl, dass der eigene Körper nicht richtig ist. Nicht so, wie er sein sollte. Nicht so, wie andere es erwarten könnten.

Dieses Gefühl muss nicht laut sein. Es zeigt sich in kleinen Gesten. Im Vermeiden von Blicken, im schnellen Umziehen, im inneren Rückzug, wenn es um Nähe oder Berührung geht – nicht nur körperlich, sondern auch im Vertrauen zu sich selbst. Wer sich über Jahre daran gewöhnt, dass da ein Tabu ist, beginnt manchmal, sich selbst durch diese Brille zu sehen.

Die Psyche ist kein extra Raum, in dem man Themen ablegt. Sie ist verwoben mit allem, was wir erleben. Wenn etwas am eigenen Körper nicht frei funktioniert, hinterlässt das Spuren. Vielleicht in Form von Unsicherheit. Vielleicht in Form von innerer Härte. Manche machen sich Vorwürfe, als hätten sie selbst etwas versäumt. Andere versuchen, das Thema wegzuschieben – aus Angst, sonst verletzbar zu wirken.

Doch genau das Gegenteil ist der Fall. Wer sich erlaubt, hinzuschauen, übernimmt Verantwortung. Nicht für das Problem, sondern für den Umgang damit. Die Entscheidung, etwas zu verändern, beginnt nicht bei einer Maßnahme, sondern bei der inneren Haltung: Ich darf mich ernst nehmen. Ich darf mich fragen, wie es mir damit geht. Und ich darf den Wunsch haben, etwas zu verstehen – bevor ich handle.

Es gibt keine Pflicht, über intime Themen zu sprechen. Aber es ist ein Unterschied, ob man schweigt, weil es einem gut geht – oder weil man gelernt hat, dass man sich lieber versteckt. Wer spürt, dass das Thema schwer auf der Seele liegt, muss das nicht allein tragen. Manchmal reicht ein Gespräch, manchmal ein Text wie dieser, manchmal ein professioneller Blick von außen. Und manchmal reicht es auch, sich selbst wieder zuzuhören.

Phimose kann still sein. Aber sie kann innerlich sehr laut werden. Nicht wegen des Körpers, sondern wegen der Geschichten, die sich darum aufgebaut haben. Die gute Nachricht: Man kann diese Geschichten verändern. Nicht sofort, nicht über Nacht. Aber mit jeder Entscheidung, sich selbst zuzuwenden, beginnt etwas Neues.

Man ist nicht weniger wert, wenn man eine Grenze im eigenen Körper erlebt. Im Gegenteil. Es braucht viel innere Kraft, sich einem Thema zu stellen, das lange kein Licht gesehen hat. Und genau diese Kraft darf man spüren, nicht erst am Ende, sondern schon jetzt.

Phimose und Partnerschaft

Intimität lebt von Vertrauen, von der Neugier aufeinander und von dem Gefühl, so angenommen zu sein, wie man ist. Doch was passiert, wenn der eigene Körper dabei nicht mitspielt? Wenn Schmerzen, Unsicherheit oder Scham mit ins Bett kommen, ganz still, aber spürbar? Genau das erleben viele Menschen mit Phimose. Und zwar nicht nur körperlich, sondern auch in ihrer Beziehung. In diesem Kapitel geht es nicht um Schreckensszenarien oder medizinische Fachbegriffe, sondern um echte Gefühle. Um das, was unausgesprochen zwischen zwei Menschen steht, wenn die Vorhaut nicht so will, wie sie soll, und um Wege, wie man gemeinsam damit umgehen kann.

Manche merken erst in einer Beziehung, wie sehr sie das Thema wirklich beschäftigt. Was lange nebensächlich war, rückt plötzlich in den Vordergrund: die Unsicherheit, ob etwas auffällt, ob es wehtun könnte – oder ob der eigene Körper im entscheidenden Moment nicht mitmacht.

Diese Gedanken kommen nicht laut. Sie schleichen sich ein, zwischen Kuss und Berührung, zwischen liebevoller Nähe und Rückzug. Wer solche Gedanken in sich trägt, reagiert oft mit Vorsicht, zieht sich innerlich zurück oder vermeidet körperliche Intimität ganz. Nicht, weil das Begehren fehlt, sondern weil die Angst davor überwiegt, etwas falsch zu machen, Schmerzen zu haben oder sich zu blamieren.

Eine Phimose kann sich auf die Sexualität auswirken, aber sie muss es nicht. Manche Menschen spüren nur bei bestimmten Bewegungen ein Ziehen oder Brennen, andere erleben schon beim ersten Versuch einer Erektion deutliche Schmerzen. Was für Außenstehende wie ein rein körperliches Thema wirkt, hat oft eine viel größere emotionale Tragweite.

Denn wenn Intimität mit Vorsicht verbunden ist, verändert sich auch das Miteinander. Vielleicht wird Intimität vermieden. Vielleicht kommen Fragen auf, unausgesprochene Vermutungen, Unsicherheit. Und manchmal ziehen sich beide Partner emotional zurück, obwohl eigentlich keiner dem anderen weh tun will.

Hier ist Kommunikation das Wichtigste. Und zwar nicht als medizinisches Gespräch über „Grad 3" oder „Zirkumzision", sondern als ehrliches Miteinander. Was spürst du? Was brauchst du? Wovor hast du Angst? Schon ein einziger offener Satz kann eine Brücke bauen, und Scham durch Verständnis ersetzen.

Viele Betroffene entwickeln durch die Phimose ein angespanntes Verhältnis zum eigenen Körper. Sie erleben sich nicht mehr selbstverständlich, sondern kritisch. Als müsste etwas verborgen bleiben. Als sei mit ihnen etwas nicht in Ordnung. Solche Gedanken können sich mit der Zeit tief verankern, und werden umso stärker, je weniger darüber gesprochen wird.

In Beziehungen führt das nicht selten zu innerem Rückzug. Die Partnerin oder der Partner spürt, dass etwas nicht stimmt, aber bekommt keine Erklärung. So entstehen Missverständnisse: „Willst du mich nicht mehr?" oder „Was mache ich falsch?" werden zu Fragen, die in Wirklichkeit gar nichts mit dem Gegenüber zu tun haben. Sondern mit der Scham, sich verletzlich zu zeigen. Was hilft, ist Ehrlichkeit, in kleinen Schritten. Ein Satz wie „Da gibt es etwas, das ich dir erklären möchte" reicht oft schon, um die Schwere aus dem Thema zu nehmen.

Die Erfahrung zeigt, viele Partnerinnen und Partner reagieren sehr verständnisvoll, wenn sie wissen, worum es geht. Man muss kein medizinisches Lexikon zitieren. Es reicht, ehrlich zu sagen, was man spürt – und was man sich wünscht. Vielleicht ist die Berührung anfangs vorsichtiger, vielleicht braucht es neue Wege, um Nähe zu erleben. Aber all das ist möglich, wenn beide offenbleiben.

Denn eine Partnerschaft ist kein medizinischer Befund. Sie lebt davon, wie zwei Menschen miteinander umgehen, auch dann, wenn etwas nicht perfekt läuft. Und oft entsteht durch solche Erfahrungen sogar eine tiefere Verbindung, weil man lernt, sich wirklich zu zeigen, mit allem, was dazugehört.

Natürlich kann es auch vorkommen, dass der Partner oder die Partnerin selbst unsicher ist. Vielleicht gibt es Berührungsängste, vielleicht unangenehme Fragen oder unbeabsichtigte Kommentare. Gerade dann ist es wichtig, ruhig zu bleiben und nicht in Schuldgefühle zu verfallen. Niemand muss alles sofort verstehen. Aber man kann sich gemeinsam auf den Weg machen, einander besser zu begreifen. Ein offenes Gespräch kann klären, was erlaubt ist, was angenehm ist, und was besser vermieden wird. Und das hat nichts mit Schwäche zu tun. Sondern mit der Stärke, gemeinsam hinzuschauen.

Ein weiteres Missverständnis ist das eine Phimose automatisch das Liebesleben zerstört. Natürlich kann sie Einfluss nehmen, aber sie ist kein Ende. Sexualität ist mehr als eine Bewegung oder ein Ablauf. Es geht um Verbindung, um Lust, um das Spiel mit dem Körper. Und die lässt sich auch dann gestalten, wenn nicht alles „technisch reibungslos" verläuft.

Viele Paare entdecken durch solche Herausforderungen neue Wege, miteinander in Kontakt zu treten. Sie lernen, genauer aufeinander zu hören. Intimität bekommt eine neue Tiefe, weil sie nicht mehr selbstverständlich ist, sondern bewusst erlebt wird. Wenn das Thema zu belastend wird, wenn Schuldgefühle wachsen oder der Körper zur dauerhaften Belastung wird, kann es sinnvoll sein, sich Unterstützung zu holen. Das kann ein urologisches Beratungsgespräch sein, eine Sexualberatung oder auch ein therapeutisches Gespräch, allein oder zu zweit.

Denn manchmal hilft ein Blick von außen, die innere Last leichter zu machen. Und neue Möglichkeiten zu entdecken, wo man vorher nur Blockaden gesehen hat. Es geht nicht darum, perfekt zu funktionieren. Auch nicht darum, eine „normgerechte" Sexualität zu leben. Es geht darum, sich ehrlich zu begegnen. Wer eine Phimose hat, ist kein Mensch mit Defizit, sondern jemand mit einer körperlichen Besonderheit, die Aufmerksamkeit braucht. Nicht mehr, nicht weniger.

Und wer den Mut hat, das Thema offen anzusprechen, zeigt nicht Schwäche, sondern den Wunsch, sich ehrlich zu zeigen. Denn gerade dort, wo man einander auch mit Unsicherheiten begegnet, kann echte Nähe entstehen.

Operation bei Phimose

Das Wort Operation klingt für viele erst einmal bedrohlich. Besonders, wenn es um einen so sensiblen Bereich wie den Intimbereich geht. Doch wer unter einer Phimose leidet, die nicht auf sanfte Methoden anspricht, für den kann eine OP eine echte Erleichterung bedeuten. Nicht als letzter Ausweg, sondern als bewusste Entscheidung für mehr Lebensqualität.

Eine Phimose muss nicht immer operiert werden. Aber es gibt Situationen, in denen eine OP sinnvoll oder sogar notwendig ist. Zum Beispiel, wenn die Vorhaut immer wieder einreißt, sich stark entzündet oder dauerhaft Schmerzen verursacht. Auch wenn das Wasserlassen beeinträchtigt ist oder Hautveränderungen wie Narben oder Lichen sclerosus auftreten, ist eine Operation oft der beste Weg.

Es gibt verschiedene Methoden, die je nach Befund und Wunsch gewählt werden können. Die komplette Beschneidung entfernt die Vorhaut vollständig. Bei einer Teilbeschneidung bleibt ein Teil erhalten, was für viele ein ausgewogenerer Eingriff ist. Bei der Präputioplastik hingegen wird die Vorhaut erweitert, nicht entfernt. Diese Technik ist besonders dann sinnvoll, wenn der natürliche Zustand möglichst erhalten bleiben soll.

Die Operation selbst dauert in der Regel nicht lange. Meist wird sie ambulant durchgeführt, unter Vollnarkose oder lokaler Betäubung. Danach geht es schon bald nach Hause. In den ersten Tagen danach kann es zu Spannungsgefühlen kommen, manchmal auch zu leichten Schmerzen. Wie der Heilungsverlauf genau aussieht und wie man sich danach wieder im eigenen Körper zurechtfindet, erfährst du im nächsten Kapitel.

Was viele erleichtert: Die meisten Männer berichten nach der OP, dass sich der Alltag spürbar verbessert hat. Kein ständiges Achten mehr beim Waschen oder beim Sex. Kein Ziehen, kein Unbehagen. Die Entscheidung zur OP ist nie leicht – aber sie kann den Weg zu einem unbeschwerten Körpergefühl ebnen.

Komplikationen der Zirkumzision

Nach einer Behandlung verändert sich etwas. Nicht nur äußerlich, sondern auch innerlich. Der Körper ist anders, das Gefühl zum eigenen Ich vielleicht auch. Wer sich für einen Eingriff entscheidet, geht damit nicht nur einen medizinischen Schritt, sondern auch einen sehr persönlichen. Denn gerade nach einer Phimose-OP beginnt ein neuer Abschnitt, einer, der Zeit, Aufmerksamkeit und manchmal auch Geduld verlangt.

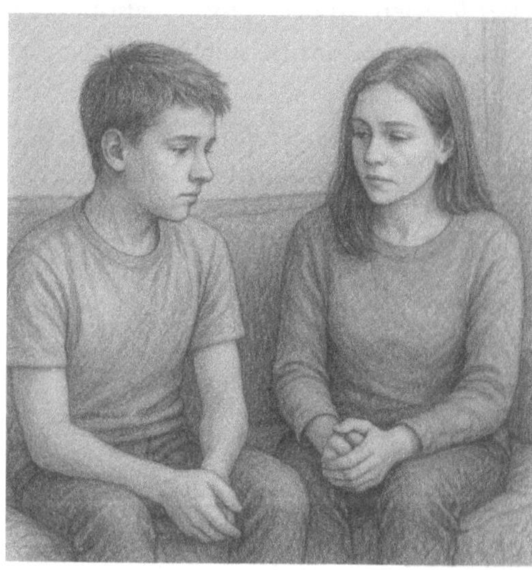

In den ersten Tagen nach dem Eingriff reagiert der Körper spürbar. Die Eichel ist nun frei, Berührungen fühlen sich ungewohnt an. Kleidung reibt stärker, kleine Bewegungen können irritieren. Viele erleben die ersten Tage wie eine Entwöhnung – von dem Schutz, den die Vorhaut vorher geboten hat, und von alten Gewohnheiten im Umgang mit sich selbst. Diese Überempfindlichkeit lässt meist nach, sobald sich die Haut an die neue Situation gewöhnt hat.

Heilung ist nicht nur ein biologischer Prozess. Sie ist auch eine emotionale Bewegung. Manche spüren Erleichterung – weil das Ziehen und die Beschwerden verschwunden sind. Andere fühlen sich zunächst fremd im eigenen Körper. Die neue Optik, das veränderte Empfinden, all das will erst einmal integriert werden.

Besonders das Thema Narben bewegt viele. Wird man etwas sehen? Wird es mich stören? Die moderne Chirurgie arbeitet mit feinen Nähten, die Haut heilt in der Regel ruhig und glatt. Trotzdem bleibt oft eine kleine Spur. Für die einen kaum der Rede wert, für die anderen ein sichtbares Zeichen. Aber fast immer ist sie, nach einer gewissen Zeit – kein Thema mehr. Und manchmal wird sie sogar zu einem Symbol: für eine Entscheidung, die man für sich selbst getroffen hat.

Sexualität kann sich nach dem Eingriff verändern. Manche erleben sie als intensiver, weil Unsicherheit und Schmerz nicht mehr im Weg stehen. Andere brauchen etwas Zeit, um sich an das neue Empfinden zu gewöhnen. Wichtig ist, dass nichts überstürzt wird. Der Körper zeigt, wann er wieder bereit ist. Es hilft, auf kleine Signale zu hören – nicht auf Leistungsdruck oder Erwartungen.

Das Selbstbild verändert sich oft schrittweise. Was vorher mit Scham verbunden war, wird nach und nach zu etwas Eigenem. Viele merken erst im Rückblick, wie angespannt sie vorher mit sich umgegangen sind. Wie oft sie Nähe vermieden haben. Wie stark die Angst war, dass jemand etwas „merkt". Wenn diese Spannung sich löst, entsteht oft ein Gefühl von Freiheit. Nicht auf einen Schlag, aber mit jedem Tag ein Stück mehr.

Es kann auch sein, dass alte Unsicherheiten noch einmal auftauchen. Gedanken wie „Bin ich jetzt richtig so?" oder „Darf ich mich zeigen?" sind nicht ungewöhnlich. Wer solche Fragen spürt, darf ihnen Raum geben – aber muss sich von ihnen nicht verunsichern lassen. Der Körper verändert sich. Das Selbstbild zieht langsam mit. Und am Ende darf beides zusammenfinden, ohne Druck, ohne Eile.

Manchmal hilft es, darüber zu sprechen. Mit einem Partner, einem Freund, einer vertrauten Person. Und wenn es innerlich hängen bleibt, kann auch ein Gespräch mit einer neutralen Begleitung guttun – einfach, um das Erlebte zu sortieren. Nach einer Phimose bleibt selten nur eine Narbe. Es bleibt ein veränderter Umgang mit sich selbst. Und oft ein neues Verständnis für den eigenen Körper. Wer diesen Weg gegangen ist, hat sich nicht einfach operieren lassen, er hat sich gezeigt. Hat sich ernst genommen. Und darf darauf mit Stolz zurückblicken.

Alternative zur Beschneidung

Früher galt die Beschneidung oft als einziger Ausweg. Wer eine Phimose hatte, wurde operiert – möglichst früh, möglichst vollständig. Das galt als gründlich, als endgültig und wurde selten infrage gestellt. Heute ist das anders. Medizin, Aufklärung und die Einstellung zum eigenen Körper haben sich verändert. Und damit auch die Sicht darauf, was notwendig ist, und was vielleicht nur zur Gewohnheit geworden ist.

Eine Beschneidung kann sinnvoll sein. Sie kann Beschwerden lösen, Entzündungen vorbeugen und das Leben erleichtern. Aber sie ist nicht immer die einzige Option. Und schon gar nicht die beste für alle. Gerade bei leichteren oder funktionellen Formen der Phimose ist eine Operation oft nicht nötig, und manchmal auch gar nicht hilfreich.

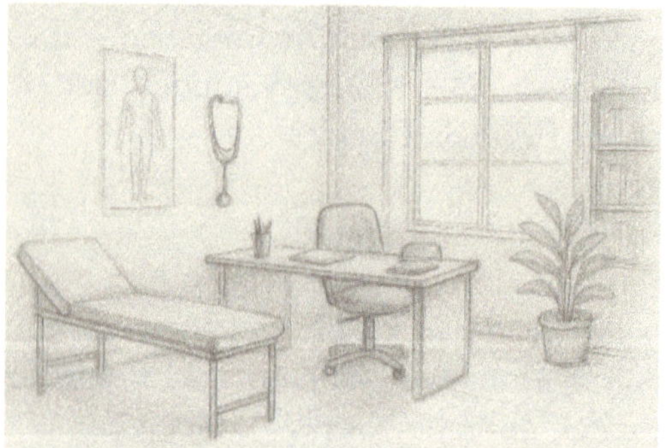

Die moderne Medizin bietet Alternativen, die in vielen Fällen sehr gut wirken. Das hast du in einem früheren Kapitel schon kennengelernt. Salben, sanfte Dehnmethoden, begleitende Hygienemaßnahmen – all das kann dem Körper helfen, sich selbst zu regulieren. Ohne Schnitt. Ohne Narkose. Ohne bleibende Veränderung des äußeren Erscheinungsbildes.

Es geht nicht darum, die OP schlechtzureden. Es geht darum, sie in den richtigen Zusammenhang zu stellen. Wer gut informiert ist, kann frei entscheiden. Und das heißt auch: sich nicht vorschnell für eine dauerhafte Lösung zu entscheiden, wenn der Körper vielleicht noch andere Wege gehen könnte.

Besonders bei Kindern ist das wichtig. Denn was heute wie ein kleiner Eingriff aussieht, hat morgen vielleicht eine größere Bedeutung. Der eigene Körper verändert sich. Was mit acht Jahren noch eng ist, kann mit zwölf ganz anders aussehen. Und wer eine OP nur deshalb wählt, weil „man das ebenso macht", nimmt sich womöglich die Chance, den natürlichen Entwicklungsweg abzuwarten.

Auch bei Erwachsenen gilt: Wenn keine starken Beschwerden oder Komplikationen vorliegen, lohnt sich ein zweiter Blick. Nicht alles, was nicht sofort klappt, muss entfernt werden. Und nicht jeder Eingriff bringt automatisch Erleichterung. Manchmal hilft es, erst einmal zu beobachten, zu begleiten, und andere Wege auszuprobieren.

Die Alternative zur Beschneidung ist nicht nur eine Methode, sie ist eine Haltung. Eine Haltung, die den Körper ernst nimmt. Die Zeit erlaubt. Die Übergänge aushält. Und die Vertrauen in den Weg hat, den Heilung manchmal in kleinen, stillen Schritten geht.

Wie sage ich es meinen Eltern

Es gibt Dinge, über die redet man nicht gern. Vor allem nicht mit den eigenen Eltern. Der eigene Körper gehört da oft dazu – und noch viel mehr, wenn es um etwas so Intimes geht wie die Vorhaut. Vielleicht ist da ein Ziehen, vielleicht ein unangenehmes Gefühl beim Waschen, vielleicht eine Frage, die nicht weggeht. Und gleichzeitig der Gedanke: Wie soll ich das sagen? Und wem überhaupt?

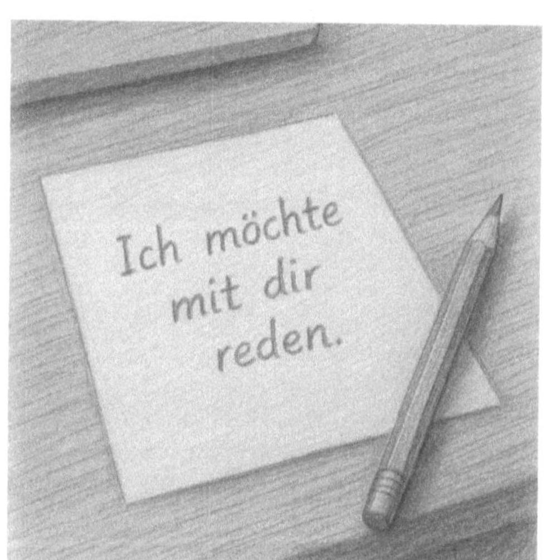

Gerade wenn du noch jünger bist oder bei deinen Eltern wohnst, kann es sein, dass du nicht einfach zum Arzt gehst oder selbst etwas ausprobierst. Du brauchst jemanden, der dich begleitet, der Termine organisiert, der Kosten übernimmt. Und dafür muss das Thema aus dem Kopf raus – ins Gespräch. Das ist nicht leicht, aber du musst es auch nicht perfekt machen. Du musst nur anfangen.

Viele trauen sich nicht, weil sie glauben, ihre Eltern könnten unangemessen reagieren. Vielleicht mit Spott, mit Überforderung, mit einem Spruch, der weh tut. Und ja – nicht alle Eltern reagieren feinfühlig. Aber die meisten wollen helfen, wenn sie verstehen, worum es geht. Sie können nur nicht helfen, wenn du schweigst.

Ein guter Anfang ist, sich vorher selbst zu sortieren. Was genau möchtest du sagen? Was brauchst du? Was hast du vielleicht schon ausprobiert? Je klarer du das für dich formulierst, desto leichter wird es, die richtigen Worte zu finden. Und wenn du merkst, dass es nicht geht, kannst du dir auch Hilfe holen. Vielleicht ein Zettel. Vielleicht ein Text wie dieser. Vielleicht jemand aus der Familie, zu dem du mehr Vertrauen hast.

Du musst das Gespräch nicht dramatisieren. Du darfst einfach sagen, dass du etwas gemerkt hast, das du abklären lassen möchtest. Dass du weißt, es ist nichts Schlimmes, aber dass es dich beschäftigt. Es reicht, ehrlich zu sein. Niemand erwartet eine Diagnose von dir. Du musst nicht erklären, wie Phimose genau funktioniert. Nur, dass es da etwas gibt, das dich betrifft – und dass du möchtest, dass man es gemeinsam anschaut.

Vielleicht sind deine Eltern zuerst überrascht. Vielleicht auch verlegen. Aber das ist in Ordnung. Du sprichst über ein Thema, das sonst oft versteckt wird. Das braucht Mut. Und es kann sein, dass du mehr davon hast, als du denkst. Denn mit jedem Wort zeigst du: Ich kümmere mich um mich.

Und wenn deine Eltern wirklich überfordert sind? Wenn sie abwiegeln oder das Thema nicht ernst nehmen? Dann heißt das nicht, dass mit dir etwas nicht stimmt. Es heißt nur, dass sie nicht gut damit umgehen können. In so einem Fall kann es helfen, dich an jemanden zu wenden, der außerhalb der Familie steht – eine Vertrauenslehrerin, ein Hausarzt, eine Beratungsstelle. Du bist nicht allein.

Je nachdem, wie alt du bist, kannst du manche Dinge auch selbst in die Hand nehmen. Ab einem bestimmten Alter darfst du alleine zum Arzt. Du darfst Informationen einholen, dich beraten lassen, dir eine Meinung holen. Und selbst wenn du noch jünger bist, darfst du Wünsche äußern. Du darfst sagen: Ich will das verstehen. Ich will wissen, was da los ist.

Viele, die diesen Weg gegangen sind, berichten später, dass sie stolz auf sich waren. Nicht, weil alles sofort perfekt lief. Sondern weil sie sich ernst genommen haben. Weil sie nicht gewartet haben, bis es schlimmer wird. Sondern weil sie den ersten Schritt gemacht haben – auch wenn der schwer war. Du musst nicht warten, bis du dich völlig sicher fühlst. Du darfst unsicher sein, du darfst stocken. Es reicht, dass du dir selbst zuhörst. Dass du ehrlich bist mit dir. Alles andere wächst mit der Zeit. Und wer einmal den Mut gefunden hat, über etwas zu sprechen, das lange verschwiegen wurde, der merkt oft: So groß war es gar nicht, aber dass ich mich getraut habe, das zählt.

Die Paraphimose

Es ist ein seltenes Wort für einen seltenen Zustand, aber wenn er auftritt, zählt jede Minute. Die Paraphimose klingt harmlos, fast wie ein medizinischer Zungenbrecher, und doch verbirgt sich dahinter eine akute Situation, die man erkennen und ernst nehmen sollte. Nicht aus Angst, sondern aus Verantwortung.

Bei einer Paraphimose wird die Vorhaut zwar zurückgezogen, zum Beispiel zur Reinigung oder beim Geschlechtsverkehr, gleitet danach aber nicht mehr zurück über die Eichel. Sie schnürt sich wie ein fester Ring hinter der Eichel fest und kann dort die Blutzufuhr abschnüren. Was folgt, ist eine Schwellung. Und mit der Schwellung steigt der Druck – je länger dieser Zustand anhält, desto kritischer wird er.

Die ersten Anzeichen sind meist klar: Die Eichel schwillt an, verfärbt sich möglicherweise dunkel, fühlt sich gespannt oder sogar taub an. Der Bereich hinter der Eichel kann wie eingeschnürt wirken. Und spätestens jetzt ist klar: Hier braucht es Hilfe. Sofort. Die Paraphimose ist ein Notfall. Kein Thema für „Mal schauen" oder „Wird schon wieder". Denn wenn die Blutzirkulation unterbrochen bleibt, kann das Gewebe Schaden nehmen. Das passiert nicht in Sekunden, aber über Stunden hinweg kann es kritisch werden.

Was also tun? In vielen Fällen gelingt es, die Vorhaut mit etwas Übung, Ruhe und sanftem Druck wieder nach vorn zu bringen, etwa durch vorsichtiges Ausmassieren der Schwellung und das Zurückgleiten der Haut. Aber: Das sollte nicht alleine ausprobiert werden, wenn der Bereich stark geschwollen ist oder Schmerzen auftreten. Hier ist medizinische Hilfe gefragt – ohne Scham, ohne Zeit zu verlieren. Ärztlich wird der erste Schritt meist darin bestehen, die Schwellung mit Kühlung oder Kompression zu reduzieren. In seltenen Fällen ist eine kleine Betäubung nötig, damit die Vorhaut sich gefahrlos zurückschieben lässt. Nur wenn das nicht gelingt, kann ein kleiner operativer Eingriff notwendig sein – aber das ist die Ausnahme, nicht die Regel.

Wichtig ist: Wer einmal eine Paraphimose hatte, sollte sich fragen, warum sie aufgetreten ist. War die Vorhaut zu eng? Wurde sie beim Sex oder beim Reinigen zu weit zurückgezogen? Kam es zu einer Schwellung durch Entzündung? All das sind Hinweise darauf, dass der Umgang mit der Vorhaut nicht ganz entspannt ist, und dass es Sinn macht, sich das Thema in Ruhe und mit Weitsicht anzuschauen.

Eine Paraphimose kann jeden treffen, der eine verengte Vorhaut hat, besonders dann, wenn man die Enge unterschätzt oder die Vorhaut „einfach mal ganz zurückzieht", obwohl es sich nie wirklich gut angefühlt hat. Das bedeutet nicht, dass man ständig Angst haben muss. Aber ein bewusster Umgang hilft, und manchmal auch die Entscheidung, sich über langfristige Behandlungsmöglichkeiten zu informieren.

Niemand möchte in so eine Situation geraten. Und wer sie erlebt hat, wird sich an die Momente danach erinnern: die Erleichterung, wenn die Spannung nachlässt. Aber auch den Entschluss, sich besser um diesen Teil des Körpers zu kümmern. Nicht, weil man muss, sondern weil man merkt, wie sehr es zählt, sich selbst nicht wegzudrücken.

Häufige Fragen

Wenn es um Phimose geht, sind viele Fragen naheliegend, aber kaum jemand stellt sie offen. Oft bleiben sie unausgesprochen, schweben im Raum oder tauchen nachts im Kopf auf. Deshalb soll dieses Kapitel etwas aufräumen. Nicht im Stil eines Lehrbuchs, sondern in einer Sprache, die verständlich macht, was sonst unsicher macht.

Eine der häufigsten Fragen lautet: Ist es schlimm, wenn ich meine Vorhaut nicht zurückziehen kann? Die Antwort ist weder ein klares Ja noch ein beruhigendes Nein. Es kommt darauf an, ob du Beschwerden hast. Wenn du dich beim Waschen gut fühlst, keine Schmerzen hast und keine Entzündungen auftreten, besteht oft kein Handlungsbedarf. Es ist nicht der Zustand allein, der entscheidend ist, sondern dein Erleben damit.

Und wie lange ist es eigentlich normal, dass sich die Vorhaut nicht zurückziehen lässt? Gerade bei Kindern und Jugendlichen ist das eine häufige Unsicherheit. Die Wahrheit ist: Es gibt keine fixe Altersgrenze. Manche Jungen können ihre Vorhaut schon im Vorschulalter zurückziehen, bei anderen passiert das erst mit 13 oder 14 Jahren, manchmal noch später. Entscheidend ist, dass keine Beschwerden auftreten. Geduld ist oft der beste Begleiter.

Was, wenn sich die Vorhaut nur teilweise zurückziehen lässt? Auch das kann normal sein. Wichtig ist, dass es dabei nicht zu Schmerzen oder Einrissen kommt. Wenn du das Gefühl hast, dass es beim Zurückziehen spannt oder brennt, kann es helfen, das Thema mit einem Arzt zu besprechen, nicht aus Sorge, sondern aus Vorsicht.

Manche fragen sich auch: Ist das hygienisch? Kann ich mich überhaupt richtig waschen? Die Antwort ist einfach: Ja. Auch mit einer engeren Vorhaut ist Körperpflege möglich. Der Bereich unter der Vorhaut muss nicht täglich gereinigt werden, solange keine Beschwerden bestehen. Vieles erledigt der Körper von selbst. Und oft ist weniger sogar mehr – zu viel Seife oder übertriebene Reinigung können die Haut reizen und das Gleichgewicht stören.

Ein weiteres Thema ist die Sexualität. Viele fragen sich, ob eine Phimose dabei stört. Auch hier gilt: Es kommt auf die Ausprägung an. Eine leichte Enge muss nicht problematisch sein. Wenn sie aber Schmerzen verursacht oder Nähe schwierig macht, kann es sinnvoll sein, Behandlungsmöglichkeiten zu prüfen. Nicht, weil Sexualität ein Leistungsthema wäre – sondern weil sie mit Vertrauen und Entspannung zu tun hat. Und beides ist schwierig, wenn der Körper sich verkrampft.

Was ist eigentlich mit Sport? Darf ich mit einer Phimose alles machen? In den allermeisten Fällen: ja. Bewegung, Schwimmen, Fahrradfahren, all das ist möglich. Nur wenn es zu Reizungen oder Beschwerden kommt, lohnt sich ein genauerer Blick. Der Körper meldet sich meist deutlich, wenn ihm etwas zu viel wird.

Und dann ist da noch die Frage, die viele lange mit sich herumtragen: Bin ich damit allein? Die Antwort ist ganz klar: Nein. Phimose ist weit verbreitet, auch wenn selten darüber gesprochen wird. Du bist kein Einzelfall. Und du musst nichts beweisen, nichts verstecken, nichts ertragen, was dich dauerhaft belastet.

Am Ende zählt nicht, wie oft man eine Frage gestellt hat, sondern dass man sie gestellt hat. Dass man bereit ist, Klarheit zu suchen. Und genau darum geht es hier, dir zu zeigen, dass jede Unsicherheit ihren Platz haben darf, und dass es immer einen Weg gibt, ihr mit Ruhe, Wissen und Vertrauen zu begegnen.

Moderne medizinische Alternativen zur OP

Viele, die zum ersten Mal von einer Phimose hören, glauben, die Sache sei klar. Wenn die Vorhaut zu eng ist, muss sie weg. Punkt. Das wurde lange Zeit so erzählt, von Ärzten, von Eltern, manchmal sogar von Betroffenen selbst. Beschneidung galt als die Standardlösung. Doch wie so oft lohnt sich ein zweiter Blick. Denn längst gibt es Wege, die sanfter sind, die erhalten statt entfernen, und die zeigen, dass der Körper manchmal mehr Möglichkeiten hat, als man denkt.

Bevor man an eine Operation denkt, darf man sich fragen: Muss wirklich geschnitten werden? Gibt es andere Wege? Was kann mein Körper selbst? Und was braucht er, um dabei unterstützt zu werden? Nicht jeder, der eine Phimose hat, leidet unter ihr. Und nicht jede Einschränkung ist automatisch ein Fall fürs Skalpell.

Eine der bekanntesten und am häufigsten angewendeten Alternativen ist die sogenannte Dehntherapie. Dabei wird die Vorhaut regelmäßig – sanft und ohne Gewalt – gedehnt. Stück für Stück. Ohne Schmerzen. Ohne Druck. Ziel ist nicht, sie mit aller Kraft zurückzuziehen, sondern ihr langsam mehr Beweglichkeit zu geben. Manchmal geschieht das allein durch Berührung im Alltag, manchmal gezielter, mit kleinen Übungen. Wichtig dabei ist Geduld. Der Körper braucht Zeit. Und das Gewebe braucht Vertrauen. Wer das Tempo des eigenen Körpers respektiert, hat oft erstaunlich gute Ergebnisse.

Begleitend zur Dehnung kommen häufig Salben zum Einsatz. Meist sind es Kortison haltige Cremes, die das Gewebe weicher und dehnbarer machen. Das klingt für viele zunächst abschreckend – „Kortison" hat keinen besonders guten Ruf. Aber bei richtiger Anwendung und in Absprache mit dem Arzt sind diese Präparate gut verträglich. Und vor allem: wirkungsvoll. In vielen Fällen reicht bereits eine mehrwöchige Behandlung, um die Enge deutlich zu verbessern oder ganz zu lösen.

Manche Ärzte kombinieren diese Methoden mit warmen Bädern, Massagen oder speziellen Pflegemitteln. Der Gedanke dahinter ist einfach: Die Vorhaut soll sich entspannen dürfen. Kein Zwang, kein Ziehen, kein Überreden – sondern eine Umgebung, in der Veränderung möglich wird. Genau das brauchen viele Körper mehr als einen schnellen Eingriff.

Es gibt auch mechanische Hilfsmittel, sogenannte Dilatatoren, mit denen das Gewebe schrittweise gedehnt wird. Diese Methode ist allerdings eher bei Erwachsenen gebräuchlich, und auch hier gilt: nur mit ärztlicher Begleitung. Denn falsche Anwendung kann mehr schaden als helfen. Wer solche Hilfsmittel nutzen möchte, sollte sich gut beraten lassen, und auf seinen Körper hören.

Moderne Alternativen gehen aber noch weiter. In manchen Fällen kann eine plastische Erweiterung der Vorhaut, eine sogenannte Präputioplastik – helfen. Dabei wird die Engstelle operativ erweitert, aber die Vorhaut bleibt erhalten. Für viele ist das ein guter Mittelweg: Die Funktion bleibt bestehen, das Problem wird gelöst. Diese Option wird leider immer noch selten angeboten, obwohl sie besonders für Betroffene interessant ist, die keine vollständige Beschneidung möchten.

All diese Möglichkeiten haben eines gemeinsam: Sie lassen dem Körper Raum. Sie sagen nicht sofort: „Hier muss etwas weg." Sondern sie fragen: „Was brauchtes, damit du wieder funktionieren kannst?" Und genau diese Haltung ist es, die vielen Betroffenen guttut, gerade dann, wenn sie sich mit dem Gedanken an eine OP unwohl fühlen.

Natürlich ist nicht jede Methode für jeden geeignet. Wer unter starken Schmerzen leidet, wer immer wieder Entzündungen hat oder bei dem bereits Narbengewebe entstanden ist, sollte realistisch prüfen, ob eine OP doch der bessere Weg ist. Aber für viele beginnt der Weg der Heilung nicht mit einem Eingriff – sondern mit dem Wissen, dass es auch anders geht.

Was diese alternativen Wege brauchen, ist Zeit. Und manchmal auch Unterstützung. Ein verständnisvoller Arzt, eine gute Aufklärung, ein Partner oder eine Partnerin, die mitgehen. Wer nicht allein ist auf diesem Weg, erlebt ihn nicht als Kampf – sondern als Entwicklung.

Es gibt keine Garantie, dass eine Dehntherapie bei jedem funktioniert. Aber es gibt viele Geschichten von Menschen, die dadurch ihre Vorhaut behalten konnten, die Schmerzen losgeworden sind oder einfach wieder Vertrauen in ihren Körper gefunden haben. Und selbst wenn es am Ende doch zu einem Eingriff kommt, ist es ein Unterschied, ob man das Gefühl hat, alles versucht zu haben, oder ob man vorschnell operiert wurde, ohne es gewusst zu haben.

Moderne Medizin bedeutet nicht nur, neue Geräte zu haben. Sie bedeutet auch, neue Wege zu gehen. Den Menschen als Ganzes zu sehen. Und manchmal auch das Tempo des Körpers über das Tempo des Kalenders zu stellen. Wer das erkennt, entdeckt, dass Heilung oft dann beginnt, wenn man sie nicht mit Gewalt erzwingen will – sondern ihr den Raum gibt, sich von innen heraus zu zeigen.

Sport und körperliche

Bewegung gehört zum Leben. Ob beim Sport, beim Spielen, auf der Arbeit oder einfach im Alltag – der Körper ist selten still. Und das ist gut so. Doch wer mit einer Phimose lebt, stellt sich früher oder später die Frage: Muss ich etwas beachten? Darf ich alles machen? Oder gibt es Dinge, die meinem Körper schaden könnten?

Die erste Antwort ist oft beruhigend: In den allermeisten Fällen spricht nichts gegen körperliche Aktivität. Eine Phimose ist keine Einschränkung für den Bewegungsapparat, keine Erkrankung, die Sport pauschal verbietet. Im Gegenteil, wer sich bewegt, fördert die Durchblutung, stärkt das Immunsystem und unterstützt auch die Hautgesundheit. Aber wie so oft gilt: Es kommt auf das Maß an. Und auf die Signale, die der Körper sendet.

Was manche Betroffene spüren, ist eine Reibung oder ein Spannungsgefühl beim Laufen, Radfahren oder bei anderen Sportarten, bei denen Kleidung eng anliegt oder Bewegungen den Intimbereich stärker beanspruchen. Das bedeutet nicht, dass man damit aufhören muss, aber es kann helfen, bewusst hinzuschauen. Welche Kleidung tut mir gut? Wo scheuert es? Gibt es vielleicht Unterwäsche, die weicher ist, atmungsaktiver oder besser sitzt?

Besonders bei Sportarten mit direktem Körperkontakt, Fußball, Kampfsport, Turnen, kann es sinnvoll sein, sich vorab zu schützen. Ein gutsitzender Tiefschutz oder enganliegende Sportbekleidung kann helfen, Reibung zu reduzieren und unerwarteten Stößen vorzubeugen. Das ist keine Vorsichtsmaßnahme aus Angst, sondern eine Form von Selbstfürsorge. Wer vorbereitet ist, fühlt sich sicherer, und das tut auch der Psyche gut.

Bei manchen Bewegungen oder Haltungen – etwa beim Dehnen, Springen oder beim Aufwärmen – kann es vorkommen, dass die Vorhaut leicht spannt. Das ist nicht automatisch ein Problem. Aber wenn du merkst, dass bestimmte Bewegungen regelmäßig unangenehm sind, lohnt sich ein kurzer Check beim Arzt. Vielleicht ist es nur eine kleine Reizung, vielleicht zeigt sich hier aber auch ein Punkt, an dem du achtsam bleiben solltest.

Und was ist mit dem Schwimmen? Chlorwasser, lange Badezeiten, nasse Badehosen, für viele ein unsicheres Terrain. Die gute Nachricht: Auch hier gilt, dass du schwimmen kannst, wenn du dich wohlfühlst. Nach dem Baden ist es hilfreich, den Bereich gut zu trocknen, aber nicht zu rubbeln. Sanftes Abtupfen, luftige Kleidung danach – das reicht meist schon, um die Haut nicht unnötig zu reizen.

Für Kinder mit Phimose ist Bewegung sogar besonders wichtig. Toben, klettern, spielen, all das unterstützt die natürliche Entwicklung des Körpers. Wer sich frei bewegt, lernt den eigenen Körper kennen, bekommt ein Gefühl für Grenzen und Möglichkeiten. Auch das hilft, die Vorhaut in ihrer Beweglichkeit wahrzunehmen, nicht als Defizit, sondern als Teil eines Körpers, der sich entfalten darf.

Und wenn jemand gerade in einer Behandlungsphase ist, zum Beispiel bei einer Dehntherapie oder nach einer OP? Dann ist es wichtig, auf sich zu hören. In den ersten Tagen nach einem Eingriff sollte Sport meist pausieren. Der Körper braucht Ruhe. Aber sobald die Heilung fortgeschritten ist, darf man langsam wieder aktiv werden. Schritt für Schritt. Ohne Druck. Ohne falschen Ehrgeiz.

Wichtig ist, sich selbst nicht mit anderen zu vergleichen. Jeder Körper reagiert anders. Was bei dem einen problemlos klappt, kann beim anderen Reibung verursachen. Und das ist in Ordnung. Es geht nicht darum, alles zu können – sondern darum, mit dem eigenen Körper im Einklang zu sein.

Phimose bedeutet nicht, dass du dich schonen musst. Es bedeutet nur, dass du sensibler hinschauen darfst. Dass du lernst, auf feine Signale zu achten. Und dass du dir erlaubst, Bewegung so zu gestalten, dass sie dir guttut. Ganz ohne Stress. Ohne Leistungsdruck. Und mit dem Vertrauen, dass dein Körper seinen Weg kennt, auch beim Sport.

Was Oma wusste

Früher, als ein Besuch beim Arzt oft ein ganzer Tagesausflug war und viele Dinge einfach zu Hause geklärt werden mussten, hatte fast jede Familie ihre eigenen Mittelchen. Hausmittel, die weitergegeben wurden wie gutes Brot, von Müttern an Töchter, von Großvätern an Enkel. Auch für die empfindlichsten Stellen des Körpers gab es Anwendungen. Sanft, pflanzlich, ohne Schnitt und ohne großen Aufwand. Natürlich wussten die Menschen damals nicht, was eine Phimose im medizinischen Sinn ist. Aber sie kannten Beschwerden. Ein Ziehen beim Wasserlassen. Ein Brennen beim Waschen. Ein schmerzhaftes Spannen bei Berührung. Und sie wussten: Wenn die Haut gereizt ist, braucht sie nicht Druck, sondern Ruhe. Nicht Reibung, sondern Beruhigung.

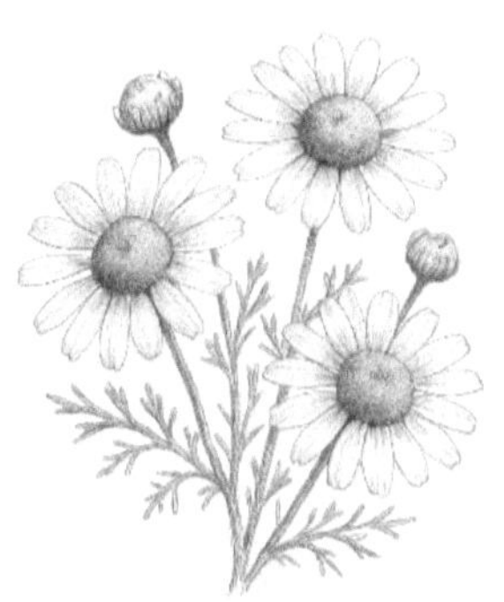

Kamille war eines dieser Zauberwörter. Nicht als Tee zum Trinken, sondern als Bad. Ein einfacher Sud aus getrockneten Blüten, mit heißem Wasser übergossen, dann abgekühlt – gerade so warm, dass man darinsitzen konnte. Ein Sitzbad, fünf bis zehn Minuten. Nicht zu lang. Die Kamille wirkte entzündungshemmend, sagte man. Und wer einmal gespürt hat, wie beruhigend der feine Duft und die Wärme sein können, versteht, warum dieses alte Wissen weitergegeben wurde. Kamille entspannt. Nicht nur den Körper, sondern auch die Aufregung.

Ein weiteres Mittel, das in keinem Garten fehlen durfte, war die **Ringelblume.** Ihre Blüten färbten nicht nur Hände und Salben goldgelb, sie galten auch als Wundheiler. Aus den Blüten wurde eine einfache Salbe gemacht – mit Schweineschmalz, manchmal auch mit Olivenöl oder Bienenwachs. Die fertige Ringelblumensalbe war weich, fettig und roch nach Sommer. Wer gereizte Haut hatte, ein Spannungsgefühl spürte oder kleine Einrisse vermeiden wollte, strich nur ein wenig davon auf die Stelle. Nicht reiben. Einfach lassen. Die Haut durfte atmen. Und heilte, oft schneller als gedacht.

Auch **Eichenrinde** war ein bekanntes Mittel. Herber im Geruch, aber stark in der Wirkung. Sie wurde gekocht, bis das Wasser dunkel war, fast wie Tee. Und dieser Sud kam dann ebenfalls ins Sitzbad. Er wirkte zusammenziehend, festigend, entzündungshemmend. Bei beginnenden Rötungen oder kleinen Reizungen wurde er eingesetzt, nicht jeden Tag, aber regelmäßig, wenn es nötig war. Und er war so kraftvoll, dass man ihn sogar bei offenen Wunden verwendete.

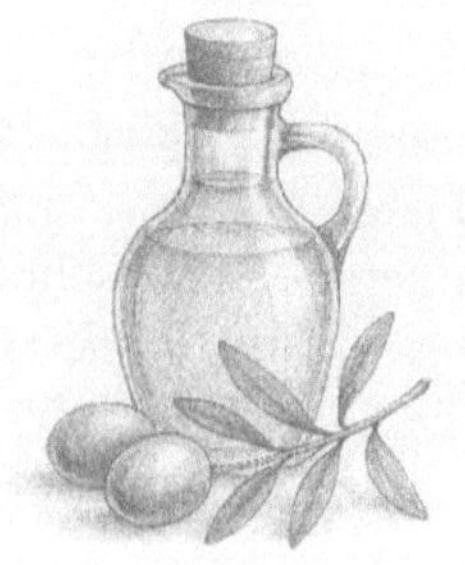

In manchen Familien wurde auch auf reines **Olivenöl** gesetzt. Ein paar Tropfen, leicht angewärmt, direkt auf die gespannte Haut. Es ging nicht um Duft oder Kosmetik, sondern um Schutz. Das Öl legte sich wie ein weicher Film auf die empfindliche Stelle, linderte Reibung und half der Haut, ihre Elastizität zu bewahren. Wer beim Gehen oder Radfahren ein unangenehmes Gefühl hatte, konnte so vorbeugen, ohne gleich zur Chemie zu greifen.

Was all diese Anwendungen gemeinsam hatten, war ihre besondere Wirkung: Nicht mit Gewalt, sondern mit Geduld. Nicht sofort eingreifen, sondern beobachten. Den Körper machen lassen, aber nicht allein lassen. Das ist vielleicht das größte Erbe dieser alten Mittel, sie zwingen nichts, sie begleiten. Natürlich gibt es Situationen, in denen diese Hausmittel nicht ausreichen. Wenn Schmerzen zunehmen, wenn die Haut reißt, wenn sich eine echte Entzündung bildet, braucht es ärztliche Hilfe. Aber solange keine akute Gefahr besteht, dürfen diese alten Rezepte eine Brücke sein, zwischen Unsicherheit und Vertrauen.

Manchmal ist es nicht das Mittel selbst, das hilft. Sondern die Geste. Die Zeit, die man sich nimmt. Das warme Wasser. Der Duft. Das Gefühl, sich etwas Gutes zu tun, statt sich zu bekämpfen. Vielleicht liegt gerade darin die eigentliche Kraft dieser kleinen Anwendungen: Sie wirken auf den Körper, und auf die Seele. Heute gibt es Cremes in der Apotheke, die wissenschaftlich geprüft sind. Und das ist gut so. Doch manchmal darf man sich auch erinnern, dass ein paar Blüten, etwas Geduld und ein warmer Moment mehr bewirken können, als man denkt. Nicht als Ersatz für die Medizin. Sondern als stiller, sanfter Begleiter auf dem eigenen Weg.

Phimose und Körperpflege

Der Intimbereich ist einer dieser Orte, über die man selten spricht, aber umso mehr nachdenkt, wenn etwas nicht stimmt. Gerade bei einer empfindlichen Vorhaut oder bei beginnender Phimose taucht oft die Frage auf: Was darf ich? Was sollte ich? Und was lasse ich besser? Dabei geht es nicht um komplizierte Rituale oder besondere Produkte – sondern um ein Feingefühl für den eigenen Körper. Und darum, zu verstehen, dass weniger oft mehr ist.

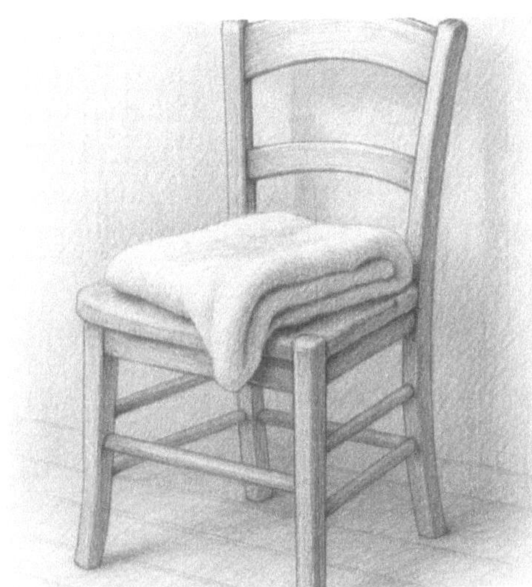

Wer glaubt, den Intimbereich besonders gründlich waschen zu müssen, greift schnell zu Seifen, Duschgelen oder antibakteriellen Reinigern. Was nach Hygiene klingt, kann aber schnell das Gegenteil bewirken. Denn die Haut dort ist empfindlich. Und das natürliche Gleichgewicht braucht keinen Schaum, sondern Schutz. Lauwarmes Wasser reicht in den meisten Fällen völlig aus. Kein Rubbeln, kein Einweichen, kein Druck. Die Vorhaut, soweit sie beweglich ist – darf sanft mit Wasser gespült werden. Wenn sie sich nicht zurückziehen lässt, ist das kein Drama. Es reicht, außen vorsichtig zu reinigen, ohne etwas zu erzwingen. Alles andere erledigt der Körper auf seine Weise.

Wenn Pflegeprodukte verwendet werden, sollten sie möglichst reizarm sein: ohne Parfüm, ohne Alkohol, ohne Farbstoffe. Es gibt spezielle Intimwaschlotionen – sie sind nicht zwingend nötig, aber wenn man sich damit wohler fühlt, spricht nichts dagegen. Wichtig ist, dass die Haut danach nicht spannt, brennt oder trocken wird. Nach dem Waschen heißt es: sanft abtrocknen. Kein wildes Reiben mit dem Handtuch, sondern leichtes Tupfen. Und dann: atmen lassen. Luft und Licht sind gute Freunde der Haut. Enge Kleidung aus Kunstfaser oder feuchte Badehosen, die zu lange getragen werden, können hingegen reizen. Ein weicher Baumwollstoff, möglichst locker – tut gut. Nicht immer sichtbar, aber spürbar.

Manche spüren nach dem Sport ein unangenehmes Reiben. Andere nach dem Sitzen auf heißen Flächen oder nach dem Schwimmen. Auch hier gilt: beobachten, nicht bewerten. Ein wenig pflanzliches Öl (z. B. Olivenöl oder Mandelöl) kann beruhigen. Es legt sich wie ein Schutzfilm über die Haut, ohne zu verkleben. Aber auch hier: nicht übertreiben. Der Intimbereich ist keine Werkbank, die geschmiert werden muss, sondern ein feiner Teil von dir, der mit Aufmerksamkeit besser klarkommt als mit Aktionismus.

Für Eltern von Jungen mit Phimose gilt dasselbe: Bitte keine Wattestäbchen, keine Zwangsreinigung, keine übertriebene Pflege. Die kindliche Vorhaut ist ein Teil des Körpers, der sich langsam entwickelt. Wer dort ständig manipuliert, stört mehr, als er schützt. Was die Haut braucht, ist Vertrauen, und in vielen Fällen einfach nur Ruhe. Wenn es doch mal zu Rötungen oder Reizungen kommt, helfen milde, pflanzliche Salben. Ringelblume, Kamille oder Eichenrinde – wie im Kapitel über Hausmittel beschrieben – sind gute erste Helfer. Und wenn das nicht reicht, darf ein Arzt draufschauen. Ohne Scham. Ohne Drama. Sondern mit dem Wissen: Wer sich gut um sich kümmert, darf auch um Hilfe bitten.

Intimhygiene bei Phimose ist kein großes Thema – solange man versteht, dass der Körper kein Projekt ist, das man ständig verbessern muss. Sondern ein empfindsames System, das am besten funktioniert, wenn man es liebevoll behandelt. Nicht überpflegt. Nicht überfordert. Einfach achtsam begleitet.

Phimose bei Menschen mit Behinderung

Es gibt Situationen, in denen jemand nicht selbst entscheiden oder handeln kann. Weil der Körper nicht mitmacht. Weil die Sprache fehlt. Oder weil eine Behinderung bestimmte Dinge unmöglich macht. In solchen Momenten sind andere gefragt. Menschen, die pflegen, betreuen, begleiten. Und genau hier beginnt ein besonders sensibles Kapitel: Wie geht man mit Intimpflege um, wenn der Mensch, um den es geht, eine Phimose hat, oder den Verdacht darauf? Für viele Pflegende ist das keine alltägliche Frage. Sie wissen, wie man wäscht, lagert, unterstützt. Aber wenn es um die Vorhaut geht, um Beschwerden, Enge oder Schmerzen, herrscht oft Unsicherheit. Dabei ist gerade hier Achtsamkeit gefragt, nicht nur körperlich, sondern auch menschlich.

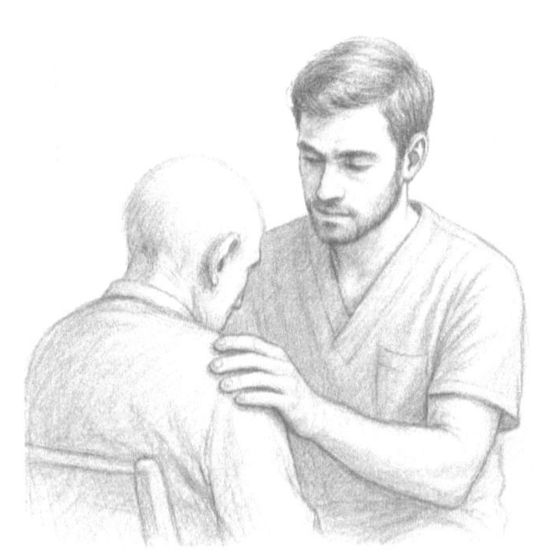

Wer jemanden pflegt, übernimmt eine große Verantwortung. Doch das bedeutet nicht, alles tun zu müssen. Besonders im Intimbereich geht es nicht darum, möglichst gründlich zu sein. Sondern darum, möglichst respektvoll zu handeln. Die Vorhaut ist ein empfindlicher Teil des Körpers, egal, ob jemand 7 oder 77 ist. Und sie reagiert auf Druck, Reibung oder falsche Pflege mit Reizung, Rückzug oder Schmerz. Das Wichtigste, niemals mit Kraft zurückziehen. Auch nicht „nur mal schauen". Eine verengte Vorhaut kann nicht aufgezogen werden wie ein Ärmel. Wer das versucht, kann Verletzungen verursachen, oder dafür sorgen, dass sich der Zustand verschlechtert. Stattdessen gilt: Nur so weit reinigen, wie es sanft möglich ist. Lauwarmes Wasser reicht in den meisten Fällen völlig aus. Seifen, Desinfektionsmittel oder Waschlotionen mit Parfüm sind in diesem Bereich meist fehl am Platz.

Wenn du merkst, dass beim Waschen oder Lagern etwas nicht stimmt – Rötung, Reibung, Verhärtung oder Schmerzäußerung – sprich es an. Und zwar nicht mit Sorge, sondern mit Ruhe. Du musst keine Diagnose stellen. Aber du darfst sagen: „Da ist etwas, das mir auffällt. Vielleicht wäre es gut, wenn wir jemanden fragen." Ein Hinweis an den Hausarzt, eine Nachfrage bei der Urologin, manchmal reicht schon dieser Schritt, um Folgeschäden zu vermeiden.

In Einrichtungen oder bei fremder Pflege ist oft wenig Zeit. Viele
Handgriffe, viele Abläufe. Doch gerade hier macht Achtsamkeit den
Unterschied. Ein kurzer Moment, in dem man innehält. Eine Hand, die nicht
nur automatisch arbeitet, sondern spürt, was sie berührt. Das ist kein Luxus,
sondern Würde. Wenn du Angehöriger bist und pflegst, gilt dasselbe. Auch
wenn du deinem Vater hilfst, deinem Sohn oder deinem Partner – die
Intimpflege bleibt ein heikler Raum. Und manchmal hilft es mehr, sich
Unterstützung zu holen, als alles allein zu stemmen. Nicht aus Schwäche.
Sondern weil gute Pflege auch bedeutet, die eigenen Grenzen zu kennen.

Es kann auch vorkommen, dass der Mensch, um den es geht, sich nicht mehr
äußern kann. Vielleicht aufgrund einer geistigen Einschränkung, vielleicht
wegen Alter, Demenz oder Krankheit. Dann wird es noch stiller um das
Thema. Aber auch hier gilt: Der Körper spricht, wer genau hinsieht, erkennt
oft früh, wenn etwas nicht stimmt. Und wer mit Respekt handelt, hinterlässt
keine Spuren, sondern Vertrauen.

Phimose in der Pflege ist kein Tabuthema. Es ist ein Teil des Ganzen. Und
wer ihn mit Ruhe, Feingefühl und einem offenen Blick begleitet, macht einen
Unterschied. Nicht laut, aber tief. Denn wer auch im Stillen achtsam bleibt,
handelt im besten Sinne menschlich.

Für Eltern

Wie Sie Ihr Kind gut begleiten

Wenn Eltern zum ersten Mal hören, dass ihr Kind eine Phimose haben könnte, ist die Verunsicherung oft groß. Was bedeutet das? Muss man jetzt etwas tun? Ist das gefährlich? Oder gar falsch gelaufen? Die gute Nachricht zuerst, in den allermeisten Fällen ist alles in Ordnung. Gerade bei kleinen Jungen ist es ganz normal, dass sich die Vorhaut in den ersten Lebensjahren nicht oder nur teilweise zurückziehen lässt. Der Körper braucht Zeit. Und jedes Kind hat sein eigenes Tempo.

Viele Eltern glauben, sie müssten die Vorhaut regelmäßig zurückschieben, um sie „zu lösen" oder zu „trainieren". Doch genau das kann mehr schaden als helfen. Die kindliche Vorhaut ist oft noch mit der Eichel verwachsen, eine völlig natürliche Verbindung, die sich in den ersten Lebensjahren langsam und von selbst löst. Wer versucht, hier gewaltsam einzugreifen, riskiert kleine Verletzungen, Entzündungen und manchmal sogar bleibende Narben. Deshalb gilt, nicht zurückziehen, wenn es nicht von selbst geht.

Was also ist normal? Dass ein Baby oder Kleinkind seine Vorhaut nicht zurückziehen kann, das ist normal. Dass ein Fünfjähriger seine Vorhaut noch nicht ganz frei bewegen kann, auch das ist nicht ungewöhnlich. Erst mit Beginn der Pubertät sollte die Vorhaut langsam vollständig beweglich sein. Vorher ist Geduld gefragt, nicht Aktion. Wenn es beim Wasserlassen keine Probleme gibt, keine Schmerzen auftreten, keine Rötungen oder Entzündungen zu sehen sind, besteht meist kein Grund zur Sorge. Viele Kinder entwickeln über Jahre hinweg eine ganz natürliche Beweglichkeit, ganz ohne Eingriff. Und sie lernen dabei gleichzeitig, ihren Körper kennenzulernen, ihn zu respektieren, auf ihn zu hören.

Was können Sie als Eltern tun? Das Wichtigste ist: Vertrauen zeigen. Vertrauen in die Entwicklung Ihres Kindes. Und Vertrauen in die Signale seines Körpers. Achten Sie auf Veränderungen. Fragen Sie, ob beim Waschen oder Wasserlassen etwas unangenehm ist. Und lassen Sie sich nicht zu voreiligen Maßnahmen drängen, weder von anderen Eltern noch von übervorsichtigen Stimmen.

Falls doch Beschwerden auftreten – z. B. eine Entzündung, ein starker Juckreiz oder sichtbare Schmerzen beim Pinkeln – ist ein Besuch beim Kinderarzt sinnvoll. Aber auch dann bedeutet das nicht automatisch, dass operiert werden muss. Oft reichen einfache Salben oder ein bisschen Geduld. Die Medizin kennt heute viele sanfte Möglichkeiten, mit einer engen Vorhaut umzugehen, bevor über eine Operation überhaupt nachgedacht wird.

Ein häufiger Fehler ist es, dem Kind das Gefühl zu geben, mit seinem Körper stimme etwas nicht. Vorhaut, Penis, Intimbereich – das sind für viele Eltern noch heute schambesetzte Begriffe. Doch Kinder merken schnell, wenn etwas „verkrampft" ist. Wer offen und ruhig mit dem Thema umgeht, vermittelt: Das ist nichts Komisches. Das ist ein Teil von dir. Und du darfst ihn kennen, berühren, pflegen, und ernst nehmen, wenn etwas nicht richtig erscheint. Kinder brauchen klare Informationen, aber in einfacher Sprache. Kein Drama, kein Schweigen, kein medizinischer Vortrag. Ein Satz wie „Dein Körper ist noch dabei, sich zu entwickeln, das ist ganz normal" reicht oft schon, um Sorgen zu zerstreuen.

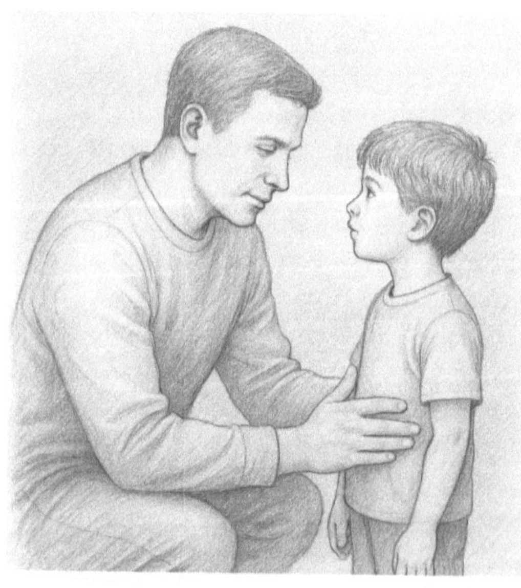

Was Sie vermeiden sollten, ist Druck. Sätze wie „Zieh doch mal zurück" oder „Das muss doch gehen" setzen das Kind unter Stress. Wenn die Vorhaut zu eng ist, dann ist das kein Fehler des Kindes. Sondern ein Zustand, der entweder noch Zeit braucht, oder behutsame Begleitung. Wenn Ihr Sohn älter wird, kann es hilfreich sein, ihm zu erklären, wie er sich selbst pflegen kann, ohne Angst oder Ekel. Eine weiche Reinigung mit Wasser, keine scharfen Mittel, kein Rubbeln.

Und wenn die Vorhaut sich dann irgendwann von selbst bewegt, umso besser. Wenn nicht, auch dann gibt es Wege, die nicht gleich ins Krankenhaus führen müssen.

Manche Kinder äußern ihre Beschwerden nicht direkt. Stattdessen vermeiden sie das Duschen. Oder sie pinkeln plötzlich anders. Oder sie sagen, es „ziept da unten". Seien Sie sensibel. Fragen Sie ruhig nach, aber drängen Sie nicht. Kinder öffnen sich dann, wenn sie merken, dass ihre Fragen willkommen sind. Wenn irgendwann eine Therapie nötig sein sollte, sei es eine Dehnbehandlung, eine Salbe oder sogar eine OP, begleiten Sie Ihr Kind mit Ruhe.

Erklären Sie, was passiert, aber ohne Angstbilder. Zeigen Sie, dass sein Körper kein Problem ist. Sondern ein Teil von ihm, der Aufmerksamkeit verdient. Das Wichtigste, was Sie tun können, ist einfach: da sein. Nicht als medizinischer Profi. Sondern als Mensch. Als Elternteil, der sagt: „Du bist in Ordnung. Und wir schauen gemeinsam, was dir guttut."

Phimose in anderen Kulturen und Religionen

Manchmal hilft es, den Blick zu weiten. Weg vom eigenen Erfahrungshorizont, hin zu dem, was andere Menschen, andere Familien, andere Kulturen mit dem Thema Vorhaut verbinden. Denn so medizinisch das Wort „Phimose" auch klingen mag, es ist nicht nur ein körperliches Phänomen. Es ist auch ein kulturelles Thema. Ein religiöses, manchmal auch ein politisches.

In vielen Teilen der Welt wird über die Vorhaut nicht nur medizinisch entschieden. Sie ist Symbol, Zeichen, Teil eines Rituals. Besonders in religiösen Traditionen spielt sie eine Rolle, die über das Körperliche hinausgeht.

Im **Judentum** ist die Beschneidung, die sogenannte *Brit Mila*, ein jahrtausendealtes Ritual. Am achten Tag nach der Geburt wird der Junge von

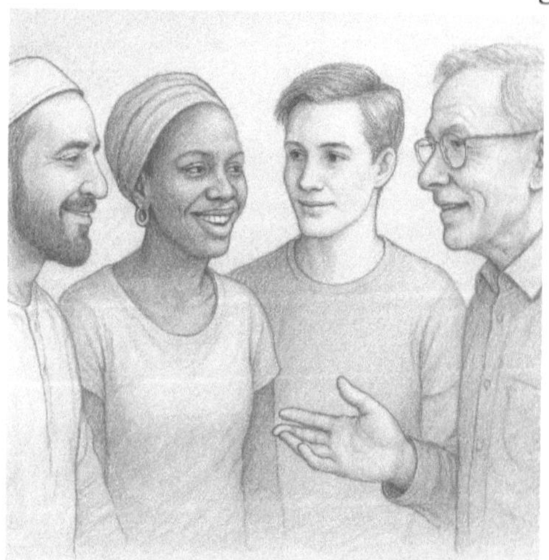

einem speziell geschulten Beschneider, dem Mohel, im Rahmen einer religiösen Zeremonie beschnitten. Es ist ein Zeichen des Bundes zwischen Gott und dem Volk Israel. Für religiöse Juden ist die Beschneidung kein medizinischer Eingriff, sondern ein heiliger Moment. Die Frage nach Phimose stellt sich in diesem Kontext oft gar nicht, weil die Vorhaut ohnehin früh entfernt wird.

Auch im **Islam** ist die Beschneidung weit verbreitet, wenn auch nicht immer religiös vorgeschrieben. In vielen muslimisch geprägten Ländern gehört sie zur Tradition, meist im Kindesalter, manchmal erst in der Jugend. Die Gründe sind unterschiedlich: religiös, hygienisch, gesellschaftlich. Und obwohl der Koran selbst keine explizite Pflicht zur Beschneidung kennt, ist sie für viele Muslime eine Selbstverständlichkeit, ein Teil des Aufwachsens, ein Zeichen von Zugehörigkeit.

In anderen Kulturen hingegen, etwa in vielen Teilen Europas – wird die Vorhaut meist als Teil des Körpers betrachtet, den man nicht ohne medizinischen Anlass entfernt. Hier gilt, was gesund ist, darf bleiben. Phimose wird, weil ein kultureller oder religiöser Rahmen eine Entscheidung vorgibt. Doch selbst in Ländern mit einer medizinisch orientierten Sichtweise gibt es Unterschiede. In den **USA** etwa war die Neugeborenen Beschneidung lange Zeit fast Routine, unabhängig von Religion. Man glaubte, damit Krankheiten vorzubeugen, die Hygiene zu verbessern. Erst in den letzten Jahrzehnten hat sich diese Praxis verändert. Heute entscheiden viele Eltern bewusster, mit Blick auf Fakten, nicht nur auf Tradition.

Was dieser Blick über den Tellerrand zeigt: Der Umgang mit der Vorhaut ist nicht nur eine Frage der Medizin, sondern auch der Geschichte, der Identität, des kulturellen Selbstverständnisses. Was für den einen selbstverständlich ist, wirkt für den anderen fremd. Und was in einem Land als Fürsorge gilt, kann anderswo als Eingriff wahrgenommen werden.

Deshalb ist es wichtig, bei allem Respekt vor anderen Lebenswelten den eigenen Maßstab zu finden. Nicht aus Abgrenzung. Sondern aus Klarheit. Wer mit einer Phimose lebt oder für sein Kind eine Entscheidung treffen muss, hat das Recht, sich umfassend zu informieren – und sich nicht von Traditionen unter Druck setzen zu lassen, wenn sie nicht zur eigenen Haltung passen.

Gleichzeitig ist es hilfreich, andere Perspektiven zu kennen. Nicht, um sie zu übernehmen. Sondern um zu verstehen, warum manche Menschen ganz selbstverständlich von einer Beschneidung sprechen, während andere jeden Gedanken daran ablehnen. Beides hat seine Geschichte. Und beides hat seinen Platz.

Am Ende ist es immer eine persönliche Entscheidung. Und egal, wo man lebt, welcher Religion man angehört oder welche Werte man teilt, entscheidend ist, dass diese Entscheidung bewusst getroffen wird. Für den eigenen Körper. Für das eigene Kind. Und im besten Fall mit dem Wissen, dass viele Wege möglich sind, solange man sie achtsam geht.

Erfahrungsberichte von Betroffenen

Jonas, 24 Jahre
„Ich dachte lange, ich wäre der Einzige.“

Mit 15 habe ich bemerkt, dass meine Vorhaut sich nicht vollständig zurückziehen ließ. Je älter ich wurde, desto mehr beschäftigte mich das. Doch ich habe mit niemandem darüber gesprochen – nicht einmal mit meinem besten Freund. Ich fühlte mich damit aleingelassen.

Rückblickend hätte es mir geholfen, wenn mir jemand früher gesagt hätte, dass das völlig normal sein kann. Dass viele Jungen ähnliche Erfahrungen machen und der Körper einfach Zeit braucht. Ein offenes Gespräch mit einem Arzt, der mir verschiedene Möglichkeiten erklärt, statt gleich eine Operation zu empfehlen, hätte mir viel Druck genommen.

Heute bin ich froh, dass ich nach einigen Gesprächen und einer Dehntherapie die Entscheidung für eine Teilbeschneidung getroffen habe. Das Wichtigste war für mich nicht die OP an sich, sondern das Gefühl, endlich offen über das Thema sprechen zu können.

Markus, 51 Jahre
„Ich habe viel zu lange gewartet.“

Ich war schon über fünfzig, als ich zum ersten Mal ehrlich hingeschaut habe. Bis dahin war das Thema Vorhaut für mich einfach eines, das man ignoriert. Es ziepte mal, es spannte mal, aber ich hab's weggeschoben. So, wie man manches eben verdrängt. Ich dachte, das gehört halt so. Oder, ist ja nicht schlimm genug, um etwas zu unternehmen.

Doch irgendwann war es nicht mehr zu übersehen. Die Beschwerden wurden deutlicher. Die Unsicherheit wuchs. Ich begann, Intimitäten zu vermeiden, nicht, weil ich nicht wollte, sondern weil ich Angst hatte. Angst vor Schmerz. Angst davor, nicht zu „funktionieren“. Es war schließlich meine Partnerin, die mich vorsichtig darauf ansprach. Und plötzlich war da dieser Moment, in dem ich begriff: Ich habe mir selbst zu lange nicht zugehört.

Ich hätte mir gewünscht, dass ich früher mutig gewesen wäre. Dass ich mir erlaubt hätte, Fragen zu stellen, ohne mich gleich schlecht zu fühlen. Dass ich gewusst hätte, wie viele Männer ähnliche Erfahrungen machen. Und dass es kein Zeichen von Schwäche ist, Hilfe zu holen, im Gegenteil.

Am Ende habe ich mich für eine Operation entschieden. Und ja, die Entscheidung war richtig für mich. Nicht nur, weil die körperlichen Beschwerden verschwanden. Sondern weil ich gelernt habe, dass Selbstfürsorge auch bedeutet, rechtzeitig hinzusehen. Nicht erst, wenn es nicht mehr anders geht. Sondern dann, wenn man spürt, dass etwas aus dem Gleichgewicht geraten ist.

Ich erzähle das nicht, um zur OP zu raten. Jeder Körper, jede Geschichte ist anders. Aber ich möchte sagen: Es ist in Ordnung, sich zu kümmern. Es ist erlaubt, nicht perfekt zu sein. Und es ist heilsam, Verantwortung für sich selbst zu übernehmen, in welchem Alter auch immer.

Emre, 37 Jahre
„Ich habe gelernt, dass meine Entscheidung zählt."

Ich bin in einer muslimischen Familie aufgewachsen. Bei uns war die Beschneidung selbstverständlich – ein fester Bestandteil der Kindheit. Ich wurde mit sieben Jahren beschnitten. Damals hat niemand groß darüber gesprochen. Es gehörte einfach dazu. Wie der erste Schultag oder das Fahrradfahren lernen.

Erst Jahre später habe ich gespürt, dass dieser Eingriff mehr war als nur ein medizinischer Schritt. Dass mein Körper nicht gefragt wurde. Und dass ich selbst nie entscheiden durfte, was ich will. Ich habe lange nicht darüber gesprochen – nicht aus Scham, sondern weil ich dachte, es bringt eh nichts mehr. Doch irgendwann kamen Fragen auf. Nicht nur über meinen Körper, sondern über das Gefühl, nicht mitreden zu dürfen, wenn es um etwas so Persönliches geht.

Ich will niemandem seine Tradition nehmen. Aber ich hätte mir gewünscht, dass man mich damals einbezieht. Dass ich verstehe, was da passiert – und warum. Nicht als medizinischen Vorgang, sondern als Teil von mir. Ich hätte mir gewünscht, dass mir jemand sagt: „Du darfst selbst entscheiden. Dein Körper zählt."

Heute sehe ich vieles klarer. Ich trage keinen Groll. Aber ich habe mir geschworen, dass ich es anders machen werde. Wenn ich selbst Vater werde, möchte ich meinem Sohn die Wahl lassen. Ihn begleiten, aber nicht bestimmen. Ihm helfen, seinen Körper kennenzulernen – und sich mit Intimität sicher zu fühlen. Und wenn er sich irgendwann entscheidet, dann aus Überzeugung. Nicht aus Pflicht.

Ich habe gelernt: Es geht nicht darum, ob man beschnitten ist oder nicht. Es geht darum, dass man selbst mitreden darf. Und dass Liebe zum eigenen Körper dort beginnt, wo man sich ernst genommen fühlt, auch als Kind.

Persönliche Nachbemerkung

Wenn du bis hierher gelesen hast, möchte ich dir danken. Nicht nur fürs Durchhalten, sondern für deine Offenheit. Du hast dich mit einem Thema beschäftigt, das oft im Verborgenen liegt – und das erfordert Mut. Es zeigt, dass du hinschaust, dass du Verantwortung übernimmst, und dass du bereit bist, dich selbst ernst zu nehmen. Allein das ist ein Schritt, auf den du stolz sein kannst.

Ich habe dieses Buch nicht geschrieben, weil ich alles besser weiß. Ich habe es geschrieben, weil ich selbst betroffen war. Weil ich erlebt habe, wie viele Gedanken sich im Kopf drehen können, wenn der eigene Körper nicht so funktioniert, wie man es sich wünscht. Und weil ich weiß, wie erleichternd es ist, wenn man irgendwann merkt, ich bin mit diesen Gedanken nicht allein.

Es war keine leichte Entscheidung, offen über Phimose zu schreiben. Aber sie war notwendig, für mich, und vielleicht auch für andere. Ich wollte ein Buch schaffen, das nicht urteilt, sondern begleitet. Kein Fachtext, kein erhobener Zeigefinger. Sondern Worte, die stützen. Gedanken, die Halt geben können. Sätze, die man vielleicht genau dann liest, wenn man sie am meisten braucht.

Ich habe versucht, dieses Buch so zu schreiben, wie ich es mir selbst gewünscht hätte. Klar, menschlich, verständlich. Nicht perfekt, aber ehrlich. Wenn du dich irgendwo darin wiederfinden konntest, selbst nur in einem einzigen Absatz, dann war es das wert.

Ich danke meiner Partnerin, die mir nie Druck gemacht hat, aber immer an meiner Seite war. Den Menschen, die mir zugehört haben, als ich selbst noch keine Worte hatte. Und auch denen, die mir widersprochen haben – denn auch das hat mich wachsen lassen.

Wenn du irgendwann einmal an dir zweifelst, denk daran: Du musst dich nicht rechtfertigen für das, was du empfindest. Dein Körper ist nicht weniger wert, nur weil er dich herausfordert. Du musst nichts beweisen, um Bedeutung zu haben. Was zählt, ist deine Entscheidung. Dein Tempo. Deine Stimme. Und die Erlaubnis, auf dich selbst zu hören, genauso, wie du bist.

Mit aufrichtigem Dank,

Schlusswort

Dieses Buch ist aus dem Wunsch entstanden, ein schwieriges Thema verständlich zu machen. Nicht mit erhobenem Zeigefinger, nicht mit Fachbegriffen, sondern auf Augenhöhe. Vielleicht hast du dich in manchen Zeilen wiedergefunden. Vielleicht war etwas dabei, das dir Mut gemacht hat. Oder etwas, das dir eine neue Perspektive eröffnet hat. Dann hat dieses Buch seinen Sinn erfüllt.

Ich bin kein Arzt. Ich gebe hier keine medizinischen Ratschläge, keine Diagnosen, keine Handlungsanweisungen. Alles, was du gelesen hast, basiert auf öffentlich zugänglichen Informationen, auf Gesprächen, Recherchen, und auf meiner eigenen Geschichte. Denn mit 51 Jahren war ich selbst betroffen. Eine Phimose wurde bei mir diagnostiziert. Lange hatte ich mich mit dem Thema nicht beschäftigt, vielleicht auch nicht beschäftigen wollen. Doch irgendwann ging es nicht mehr anders. Eine Operation war unumgänglich. Und so begann mein Weg, nicht nur körperlich, sondern auch Seelisch.

Was du mit diesen Informationen machst, liegt bei dir. Ich übernehme keine Verantwortung für Entscheidungen oder Konsequenzen, die sich aus dem Lesen dieses Buches ergeben. Denn dein Körper, dein Leben und deine Situation sind einzigartig. Und was für den einen passt, kann für den anderen ganz anders aussehen. Dieses Buch kann und soll keine ärztliche Beratung ersetzen. Aber vielleicht kann es ein Impuls sein, für dein Gespräch mit dir selbst oder mit anderen.

Was ich dir mitgeben kann, ist dies, du bist nicht allein. Was dich beschäftigt, verdient Aufmerksamkeit. Und du hast jedes Recht, dir diese Aufmerksamkeit zu nehmen, ruhig, ohne Scham, in deinem Tempo. Vielleicht ist das der Anfang von etwas Gutem. Nicht nur für deinen Körper, sondern auch für deinen Blick auf dich selbst.

Bleib dir treu. Bleib in Kontakt mit dir. Und hab den Mut, Fragen zu stellen, auch dann, wenn andere sie nicht hören wollen.